U0198425

武广增 /主编

洪 宝 唐建华 /副主编

实用儿童正畸
特色技术图谱

Atlas of Specialized
Techniques in Practical
Pediatric Orthodontics

北方联合出版传媒（集团）股份有限公司
辽宁科学技术出版社
沈 阳

图文编辑

刘 菲 刘 娜 康 鹤 肖 艳 王静雅 纪凤薇 刘玉卿 张 浩 曹 勇 杨 洋

图书在版编目（CIP）数据

实用儿童正畸特色技术图谱 / 武广增主编. —沈阳：辽宁科学技术出版社，2023.9

ISBN 978-7-5591-3097-6

Ⅰ.①实… Ⅱ.①武… Ⅲ.①儿童—口腔正畸学—图谱 Ⅳ.①R783.5-64

中国国家版本馆CIP数据核字（2023）第127811号

出版发行：辽宁科学技术出版社
　　　　　（地址：沈阳市和平区十一纬路25号　邮编：110003）
印 刷 者：凸版艺彩（东莞）印刷有限公司
经 销 者：各地新华书店
幅面尺寸：210mm×285mm
印　　张：19.5
插　　页：4
字　　数：400千字
出版时间：2023年9月第1版
印刷时间：2023年9月第1次印刷
策划编辑：陈　刚
责任编辑：苏　阳
封面设计：袁　舒
版式设计：袁　舒
责任校对：李　霞

书　　号：ISBN 978-7-5591-3097-6
定　　价：298.00元

投稿热线：024-23280336
邮购热线：024-23280336
E-mail:cyclonechen@126.com
http://www.lnkj.com.cn

EDITORS

编委会名单

主 编

武广增

副主编

洪 宝 唐建华

编 委（按姓氏笔画排序）

王丽娜 王晓敏 肖 仲 肖 卓 邱剑秋

张 茜 陈玉秀 武广增 林婷婷 洪 光

洪 宝 祝斌翔 唐建华 章伟捷 曾宪璧

FORWORD

序言一

众所周知，武广增老师历年潜心编写正畸图书无论是从出版书的种类、发行量上看，还是从图书的内容质量、原创性及丰富程度上来看，在全国都已是名列前茅，覆盖到错殆畸形的方方面面，让我们广大正畸同行有了很大启发及借鉴。随着正畸技术、正畸材料、正畸观念的更新及发展，应临床医生对运用新材料、新理念的迫切要求，本书作为武广增老师以"儿童矫治"为专题的特色技术图谱的顺利出版，标志着我国在儿童口腔正畸的矫治技术上有了更多创新的突破及展现，使得临床正畸医生在儿牙矫治工作上有了更多和更佳的选择。

儿童患者的依从性相对来说要低于成年人，且存在替牙期的问题，病例错综复杂。例如，针对儿童和青少年反殆，我们会使用常规矫治手段，经常会出现因患者不配合而终止、效果不佳和周期长的问题，然而在本书中有详细介绍如何运用新的技术（如固定矫治器、武氏反殆矫治器）进行矫治，接近24小时持续发挥作用力，且矫治器体积小、舒适性高，儿童患者很愿意佩戴，可以达到良好的临床效果。在本书里你还可以浏览到武广增老师的很多发明专利，例如矫治儿童上前牙错𬌗的"芝麻官"正畸装置，通过本书的精彩呈现与大家首次见面。这些小装置、小发明、小技巧在临床的运用中能很高效、微创地帮助正畸医生解决儿童患者的棘手问题。正如正畸学家Kesling所说："要牢牢记住，正畸学上没有永恒的东西，我们目前所有的矫治器将不可避免地被放入博物馆的架子上，而由更简单、更有效的牙移动方法所取代。"

高质量的儿童口腔正畸矫治病例，一直是被大家关注的。在本书中，可以看到武广增老师在接诊及对病例的处置过程，从诊断分析、矫治设计、临床矫治步骤及矫治结束都有详细的记录，让读者在阅读的时候情景重现，从而更好地理解和吸收武广增老师的正畸方法及思维，体会武广增老师正畸技术的新颖性、实用性、系统性和前瞻性。

武广增老师不只是正畸名医，更是一位真诚的朋友和老师。本书用精练的语句、典型的案例，将

武广增老师在平时工作中遇到的正畸案例详细记录并展示给读者，感谢武广增老师精心收集的病例资料，并将其整理成册，每一张图、每一个字都是武广增老师智慧的结晶。

口腔正畸属于本科毕业后的教育内容，必须通过再进修学习及系统化培训和考核才能成为一位正畸专科医生。那么怎样才能在大学课本知识的基础上，进一步拓宽视野，学习到临床验证的基本技能与治疗方法呢？阅读武广增老师的正畸丛书，参加武广增老师正畸系统课程学习可以缩短通向"正畸山峰之顶"的时间。本书作为以"儿童矫治"为专题的特色矫治图书，值得每一名从事正畸的同仁反复翻阅和参考，这是武广增老师要和所有奋进的年轻正畸医生分享的、最好的成长礼物。

张黎鹏

上海迈植医疗创始人

2022年12月于上海

FORWORD

序言二

非常荣幸受武广增老师之邀为本书作序。随着科学技术和经济文化的发展，人们对美和口腔健康也有了更高的需求，加上口腔科学各种新技术、新材料的应用，尤其是临床数字化的普及，儿童早期矫治已逐渐成为口腔临床中的又一热点，也应验了我们的前辈Charles Henry Tweed医生在20世纪60年代的预言"不久的将来，绝大多数正畸治疗将在生长发育的混合牙列期进行"。

由于儿童口颌系统处在生长发育期的特点，决定了早期矫治的方法相对比较特殊，需要儿童患者的矫治在尽量短的时间内完成。同时，后续的治疗需要更加简单、快捷，从而获得更好的面型与咬合，也会有更协调的口面肌功能。但在平常的临床工作中，我们常常会遇到一些特殊的病例，因为各种原因导致治疗方法受到局限，只能选择无奈地等待。

随着生活水平的提高、儿童饮食的精细化、家长对口腔卫生的认知不足，导致一些反𬌗儿童患者同时伴有多数乳牙龋坏早失，但以往常规的矫治器因固位不足无法施力，便只能等待恒牙萌出后方能开展矫治，贻误时机，随着武氏反𬌗矫治器及其改良版的面世，只需有两颗磨牙，就能开始矫正，且该矫治器体积小、佩戴舒适，可24小时持续加力，患儿的配合变得简单，效果稳定且显著。

在替牙期或恒牙早期出现的六龄齿早失，大多需要第二恒磨牙近移来替代，使用武氏磨牙平移颊面管能在牵引钩的不同位置对磨牙的阻抗中心加以作用，配合扁担弓、种植钉，使得在关闭拔牙间隙时，第二恒磨牙更容易整体向近中平移。同时，武氏磨牙推进器的研发几经改良、更新换代，已经有了更稳定的支抗设计，能作用在颊侧也能作用在腭侧，可以前推也可以后推，可单侧使用也可以"双管齐下"，既可推上颌磨牙也可推下颌磨牙。平移磨牙效率更高，整体移动的效果也更理想，就在这6mm的方寸之间为许多复杂的Ⅱ类错𬌗、Ⅲ类错𬌗病例创造出宝贵的间隙；恒牙早期的闭锁性深覆𬌗无法使用种植钉，患儿依从性差，无法配合佩戴头帽等口外装置时，使用武广增老师发明的弹簧曲便解决了问题，弹簧曲与固定式平导相结合，在使用中可同时对上下颌前牙产生压低力，又让后牙有空间进一步萌出，并可以快速打开咬合，使下颌能更好地发育。

除此之外，还有更多新颖、有趣的矫治装置，如"芝麻官"矫治器、"梅花弓"矫治器、九曲连环夹、埋伏阻生齿的助萌牵引辅弓等，皆在本书中有所呈现，并附有完整矫正过程的精美病例照片，便于大家更直观地理解其设计思路、结构和技巧。

武广增老师拥有40多年正畸临床经验和30多项专利发明，他将其汇集成武氏正畸特色矫治技术，不保守、不保留地倾囊相授给全国想要学习和进步的口腔正畸医生们。从初次认识到多次参加武广增老师各种形式的正畸系统培训班，再到后来在工作中遇到疑难病例时向武广增老师请教，都有醍醐灌顶、豁然开朗之感。

现将此书推荐给从事口腔正畸的同仁们，希望大家都能在学习武老师的正畸诊断方法、设计思路和矫治技巧中找到适合自己的各种"解药"，能在感叹武氏正畸装置的同时，更加享受这份工作带来的乐趣。

王 晨

宁夏民营口腔行业协会名誉会长

宁夏银川市利丰口腔诊所院长

宁夏口腔医学会正畸专业委员会副主任委员

2022年12月13日于银川

PREFACE

前言

作者最近几年应邀参与了上海迈植牙学院组织的上海、北京、广州，及内蒙古等地口腔正畸特色技术系统班的教学工作，以及长沙星火齿运培训机构组织的正畸专业培训活动。有更多机会、更深层次地接触了许多城市的一些基层医疗单位的全科医生、正畸医生、儿童牙科医生，包括城镇口腔诊所的开业医生，他们在日常工作中，接诊到许多正畸患者，其中不乏儿童早期错𬌗畸形患者和儿童恒牙列期治疗患者，由于缺乏有效的矫治手段、正确的矫治思路和临床经验，临床上遇到许多的困难和瓶颈，迫切需要获得一些"看得见，摸得着"的针对儿童早期矫治和儿童恒牙列期正畸需求的实用矫治方法与技术知识。2022年1月17日、18日作者应上海迈植牙学院邀请主讲了一期儿童早期矫治研讨会，介绍了许多儿童正畸矫治特色技术，受到许多医生的喜爱。有名正畸医生听了儿童早期正畸讲座反馈信息道："这两天正为几个替牙早期内倾性深覆𬌗发愁，看到您的弹簧曲，真是'醍醐灌顶'，太妙了！所有的难题都消失了。"由于诸多缘故，许多基层牙科医生没有机会或难以花费太多时间进入高等院校、口腔医院或省市级医院接受口腔正畸专业、儿牙正畸专业进修和培训，加上身边没有正畸专业老师进行指导，难以理解较深奥的正畸理论并进行一些常规的或较复杂的正畸临床技能操作。为了解决正畸临床上的问题，避免走弯路、冤枉路，许多正畸医生和儿童牙科医生期盼有一本浅显易懂、紧密结合临床实际的正畸图书，本书以图谱的形式，形象生动、详细地介绍儿童早期矫治和儿童恒牙列期正畸临床实用技能知识，特别是矫治过程中遇到的问题是如何"排兵布阵"，如何把控，如何"见招拆招"。

为此，在辽宁科学技术出版社陈刚副总编辑的鼓励下，我和几名正畸医生将自己从事正畸医疗工作期间所完成的儿童早期矫治、儿童恒牙列期正畸案例，整理出了一些有代表性的典型案例，其中既包含了一些经典的、实用的临床矫治技术，又展现了许多行之有效的、新颖独特的正畸临床经验、矫治方法、正畸思路，包括一些最新设计的"一道杠"矫治器、"小背带"矫治器、"芝麻官"矫治器、弹簧曲组合架、武氏反殆矫治器、九曲连环夹、三联别针簧等特色技术，教科书较少涉及的正畸治疗手段，以及历届正畸系统培训班学员、进修医生特别感兴趣的正畸知识点，以上内容均以正畸案例解析的形式加以整理，侧重于临床矫治细节的讲解，以图谱的形式汇集成书，便于正畸初学者、从事儿童早期矫治和儿童恒牙列期口腔正畸医生、口腔医学研究生、儿童牙科医生及私人开业医生阅读、理解与临床应用时借鉴、参考。

书稿中补充了一些儿童早期矫治特色技术相关临床正畸案例，读者可以在相应章节后扫码阅读。希望本书能为从事正畸工作的临床医生排忧解惑，为提高我国正畸临床医生的矫治水平贡献力量，让这些正畸特色装置及配套技术造福更多的儿童正畸患者。

武广增

2022年12月16日于上海

CONTENTS

目录

1

"一道杠"矫治器
正畸临床案例

ANALYSIS OF CLINICAL CASES
OF ORTHODONTICS WITH ONE-
STROKE ORTHODONTIC ARCH WIRE
APPLIANCE

"一道杠"矫治器，主要用于儿童早期矫治。用于替牙期患者上颌中切牙舌倾导致的个别牙反𬌗案例。

该矫治器从牙𬌗像正面看，就是横着摆放在上颌两颗中切牙唇侧的一根钢丝，犹如一道杠，故称之为"一道杠"矫治器。"一道杠"的钢丝向腭侧折弯后连接着口内Nance托，通常该矫治器固位带环是上颌牙弓两端的第一磨牙。

装配操作过程

按照惯例使用玻璃离子水门汀粘接"一道杠"矫治器的两端磨牙固位带环，上颌两颗中切牙唇面的一根钢丝置放在牙冠高度的切1/3处，在正常侧中切牙牙冠唇面紧靠钢丝的切端部位用光固化树脂制作阻挡垫。其目的有稳定"一道杠"矫治器的作用，防止其在弹性牵引力下移位而影响矫治效果。错位侧，即舌倾中切牙的舌面，在靠近切端侧牙冠近远中径的中点，采用光固化程序粘接舌侧扣，采用"穿针引线"技术将橡皮链固定在唇侧相对应的"一道杠"钢丝支架上，然后翻转过来挂在口内错位侧中切牙牙冠舌面的舌侧扣上。

下颌46、36的𬌗面使用玻璃离子水门汀或光固化蓝胶树脂制作粘接式𬌗垫，其高度垫开前牙咬合，打开反𬌗锁结1.5mm左右即可。

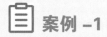

案例 -1

8岁男孩个别切牙反𬌗矫治案例

初次接诊（2018-05-06）

初诊情况：患者，男，8岁，家长发现孩子前牙不齐，"地包天"，要求矫治。

检查：①一般检查：面部基本对称，侧貌面型良好。②口内检查：替牙期，41、42切端反咬合在11唇侧约1/2处，双侧磨牙中性关系。

临床诊断：替牙期个别前牙反𬌗。安氏Ⅰ类错𬌗。

该患者面上、面中、面下1/3比例协调。

矫治设计：Ⅰ期矫治计划采用"一道杠"矫治器解除11与41、42反𬌗，如患者恒牙期出现牙列拥挤不齐等情况再行Ⅱ期矫治计划。

常规拍摄患者面像（图1-1-1）、牙𬌗像（图1-1-2）、X线头颅定位侧位片（图1-1-3）及口腔全景片（图1-1-4）。

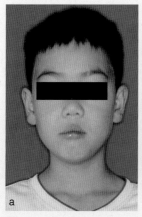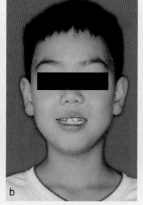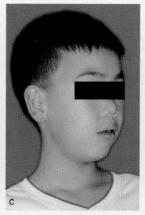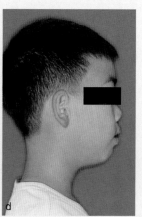

图1-1-1

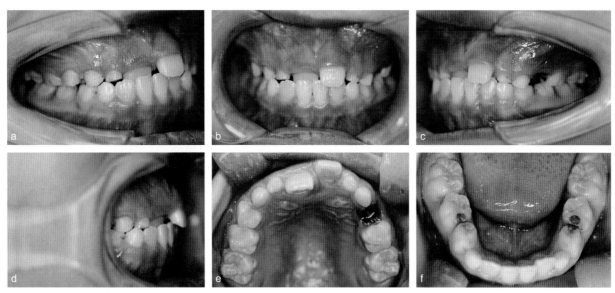

图1-1-2

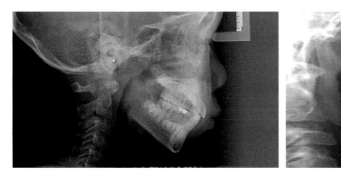

图1-1-3   图1-1-4

矫治过程 -1

(2018-05-12)

　　装配矫治器：上颌牙弓装配"一道杠"矫治器，11舌侧靠近切端粘接舌侧扣，挂橡皮链至"一道杠"矫治器唇侧相对应钢丝上。46和36殆面使用光固化蓝胶树脂制作粘接式殆垫。

　　拍摄患者临床处置装配矫治器后的面像（图1-1-5）及牙殆像（图1-1-6）。

　　"一道杠"矫治器制作过程如图1-1-7所示。

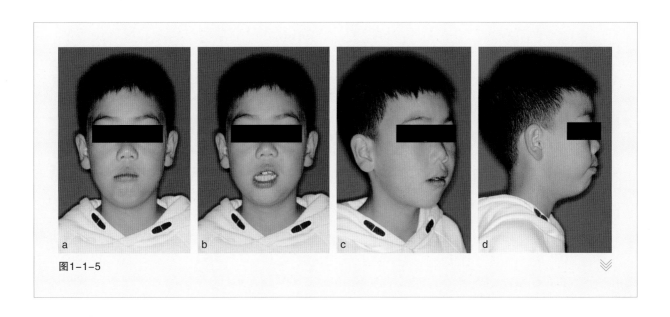

图1-1-5

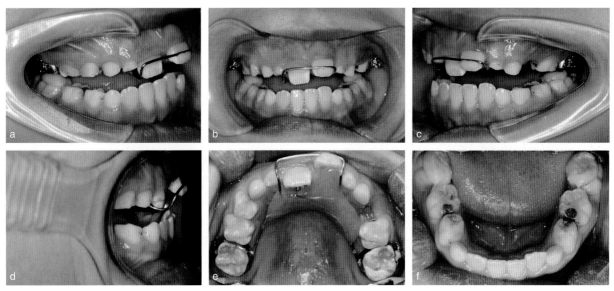

图1-1-6

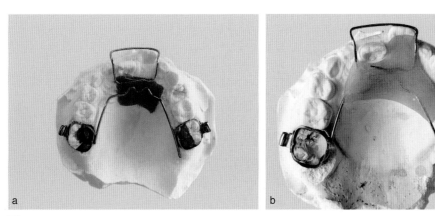

图1-1-7

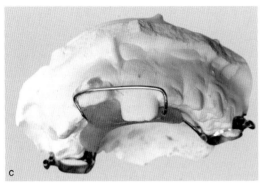
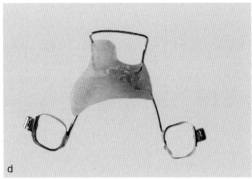

图1-1-7（续）

矫治过程 -2

　　常规拍摄患者面像（图1-1-8）及牙殆像（图1-1-9）。

　　复诊检查：矫治1周后患者原本11舌倾在橡皮链的弹力牵引作用力下，其牙冠明显朝唇侧移动（图1-1-9e），离开胶托留下3mm空隙，目前的11与41、42形成对刃关系。

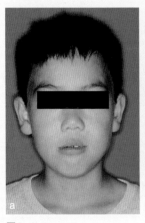
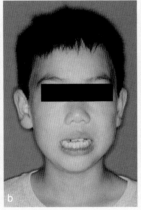
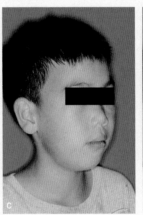
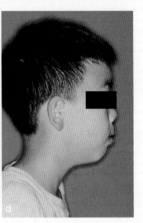

图1-1-8

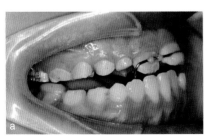
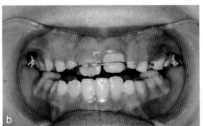
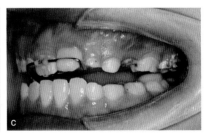

图1-1-9

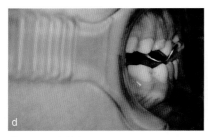 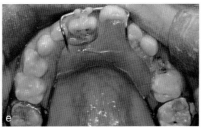 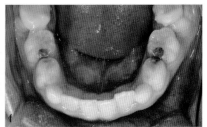

图1-1-9（续）

矫治过程 -3

（2018-05-20）

常规拍摄患者面像（图1-1-10）及牙𬌗像（图1-1-11）。

复诊检查： 患者11牙冠朝唇侧稍有移动，已经越过对刃𬌗位。

临床处置： 更换11舌侧扣与"一道杠"钢丝处的橡皮链；降低下颌第一磨牙处蓝胶𬌗垫。

拍摄患者临床处置后的牙𬌗像（图1-1-12）。

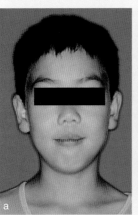 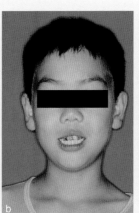 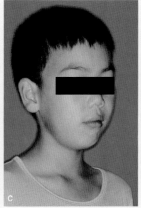 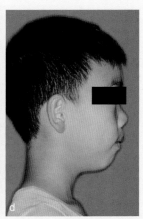

图1-1-10

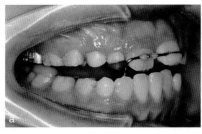 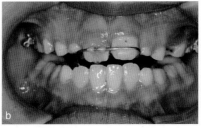 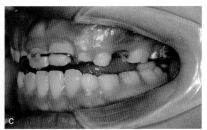

图1-1-11

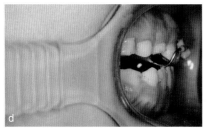
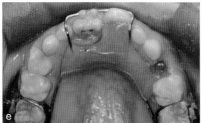
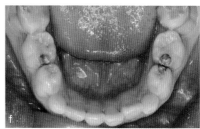

图1-1-11（续）

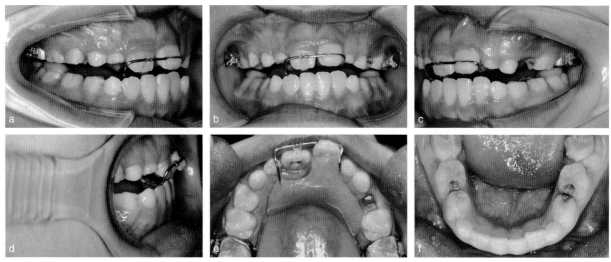

图1-1-12

矫治过程 –4

（2018-06-02）

常规拍摄患者面像（图1-1-13）及牙𬌗像（图1-1-14）。

复诊检查：患者主述用上下切牙咀嚼硬食时，不小心将橡皮链咬断裂。口内检查见11牙冠腭向复发约1mm。

临床处置：拆除断裂橡皮链，在11舌侧扣与"一道杠"唇侧钢丝之间更换新橡皮链，为了防止橡皮链被再次咬断，伴随橡皮链加了一根0.25mm结扎丝拴结。下颌磨牙𬌗面采用蓝胶加高𬌗垫。

嘱咐家长督促患者不要用挂橡皮链的牙齿咀嚼硬食及硬物。

拍摄患者临床处置后的牙𬌗像（图1-1-15）。

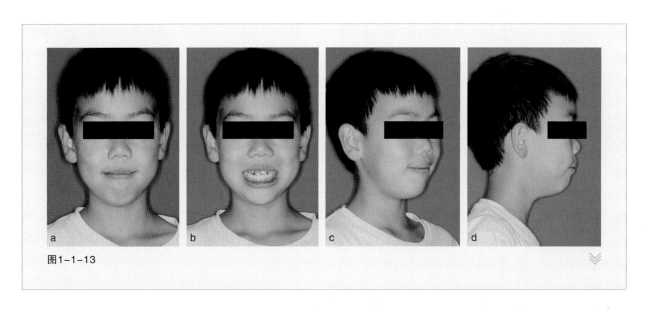

图1-1-13

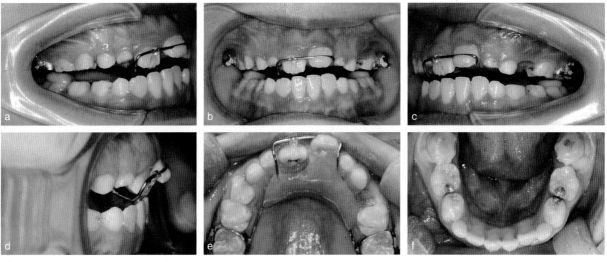

图1-1-14

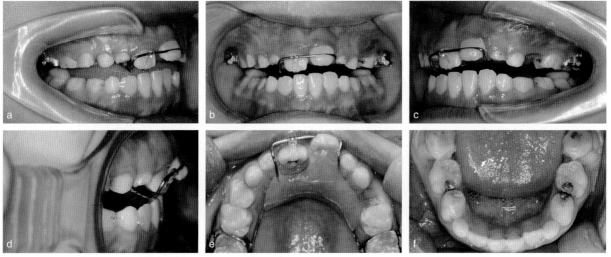

图1-1-15

矫治过程 –5

（2018–06–09）

常规拍摄患者面像（图1-1-16）及牙𬌗像（图1-1-17）。

复诊检查：患者11牙冠在橡皮链的牵引力下已经唇侧移动与"一道杠"的钢丝接触，达到预期矫治目标。

临床处置：打磨截断口内连接在Nance托上的钢丝，拆除"一道杠"唇侧矫治器。11控冠移动唇展暴露的舌面空缺部分填补自凝塑料，注意塑料紧抵11牙冠的舌面，盖过舌隆突抵达近切缘处。有利于维护11矫治效果及骨组织改建，防止其回弹复发。

拍摄患者临床处置后的牙𬌗像（图1-1-18）。

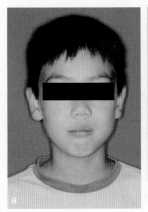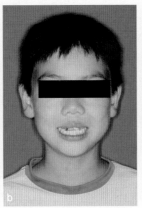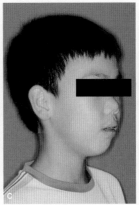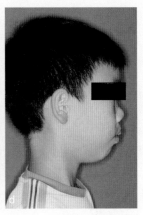

图1-1-16

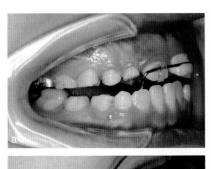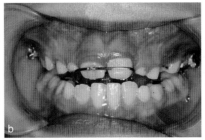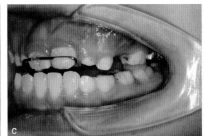
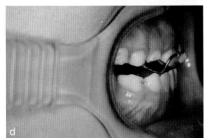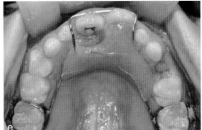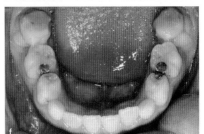

图1-1-17

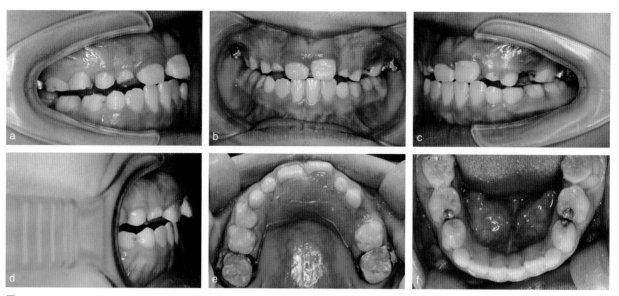

图1-1-18

矫治过程-6

（2018-06-16）

　　常规拍摄患者面像（图1-1-19）及牙殆像（图1-1-20）。

　　复诊检查：患者个别牙反殆矫治效果稳定，11与41、42建立良好的覆殆、覆盖关系。但11稍稍偏舌侧与21不在一个平面上（图1-1-20）。

　　临床处置：磨除46和36殆面殆垫；21舌侧改良Nance托颈缘处胶托磨除1mm，以便21依靠唇肌力量内收，调整两颗中切牙的唇面在一个平面上。

　　拍摄患者临床处置后的牙殆像（图1-1-21）。

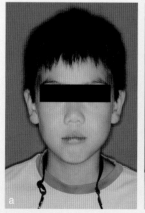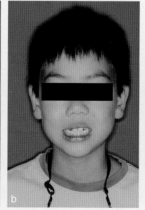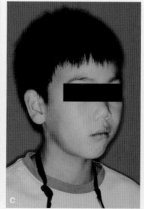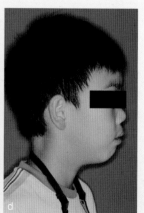

图1-1-19

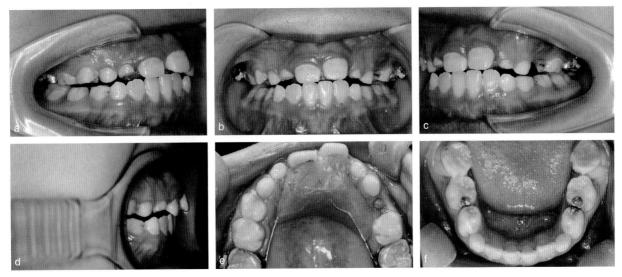

图1-1-20

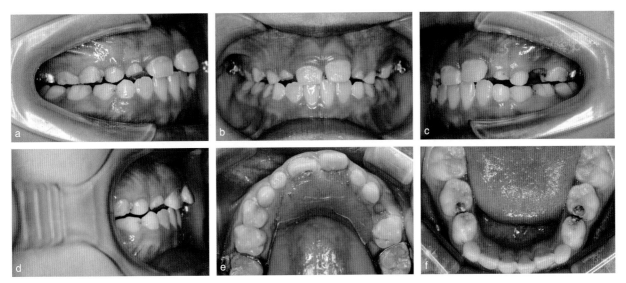

图1-1-21

矫治过程 -7

（2018-07-08）

复诊检查：11与21牙冠朝𬌗向移动、覆𬌗状况较矫正之前稳定性增强。11与21的唇面前后向落差明显减小。

临床处置：21舌侧基托板，即改良Nance托颈缘处胶托平均磨除2mm，便于利用唇肌力量使21朝腭侧稍稍再移动一点。

常规拍摄患者面像（图1-1-22）、临床处置后的牙𬌗像（图1-1-23）、X线头颅定位侧位片（图1-1-24）及口腔全景片（图1-1-25）。

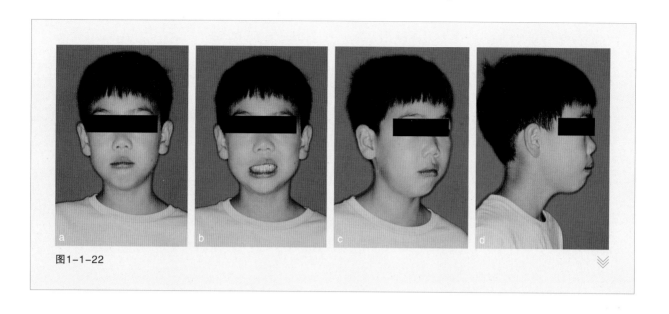

图1-1-22

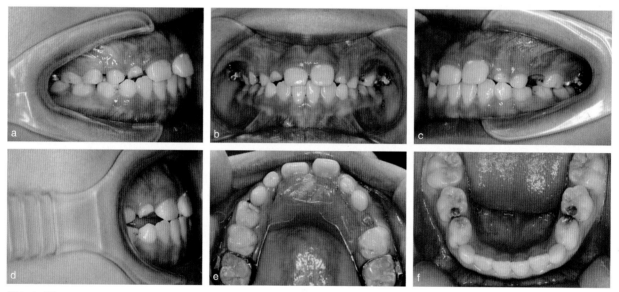

图1-1-23

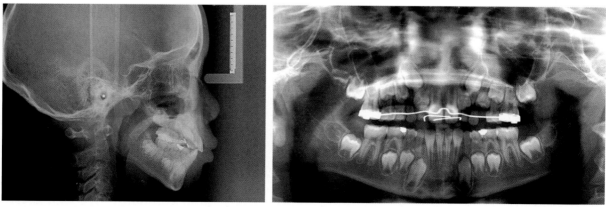

图1-1-24   图1-1-25

矫治过程 -8

常规拍摄患者面像（图1-1-26）及牙𬌗像（图1-1-27）。

复诊检查： 11与21唇面基本平齐，前牙覆𬌗、覆盖关系正常，后牙咬合关系稳定。

临床处置： 上颌拆除"一道杠"矫治器口内的Nance托部分，清理、抛光牙面，嘱患者定期复诊。

拍摄患者临床处置后的牙𬌗像（图1-1-28）。

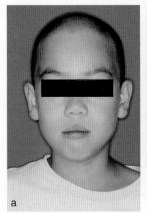 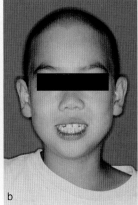 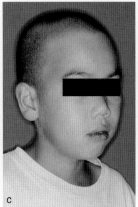 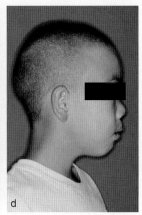

图1-1-26

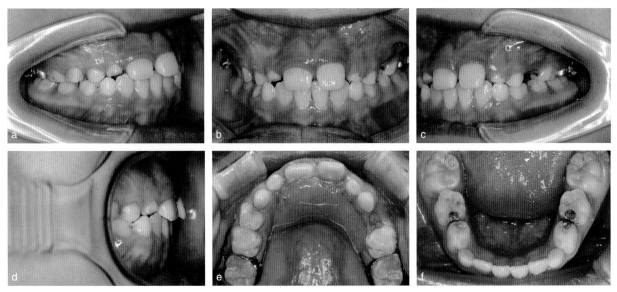

图1-1-27

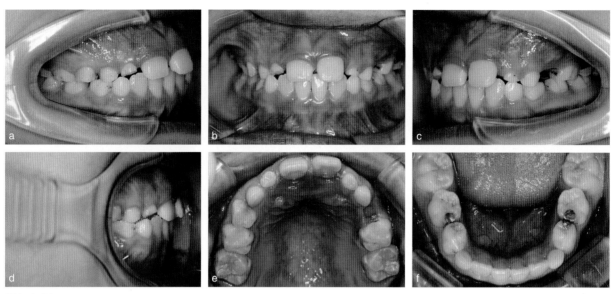

图1-1-28

矫治过程 -9

（2018-08-27）

常规拍摄患者面像（图1-1-29）及牙𬌗像（图1-1-30）。

复诊检查： 控冠移动的11稳固，前牙覆𬌗、覆盖关系良好，后牙咬合接触紧密。

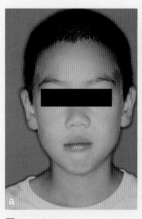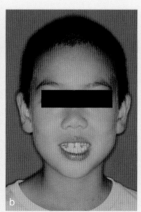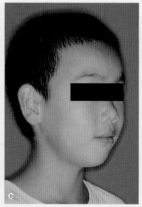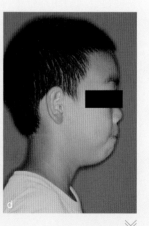

图1-1-29

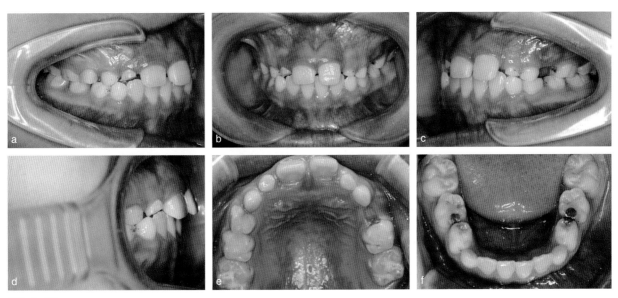

图1-1-30

矫治过程 -10

常规拍摄患者面像（图1-1-31）、牙𬌗像（图1-1-32）、X线头颅定位侧位片（图1-1-33）及口腔全景片（图1-1-34）。

复诊检查： 矫治结束6个月后随访情况为11与41、42建立正常咬合关系，11牙稳固，前牙覆𬌗、覆盖关系良好，后牙咬合接触良好，24顺利萌出。

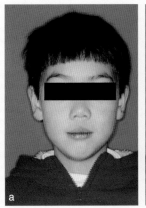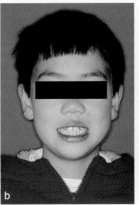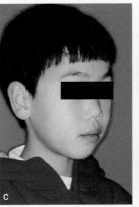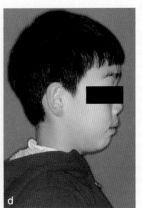

图1-1-31

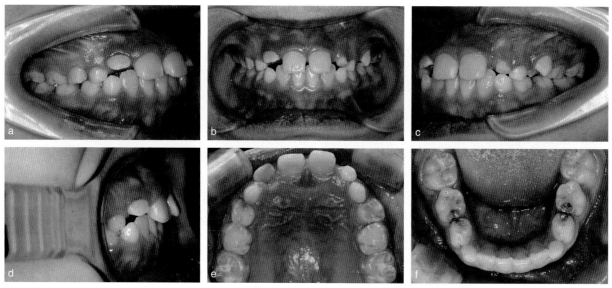

图1-1-32

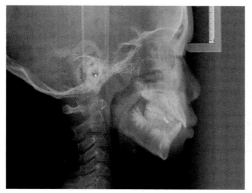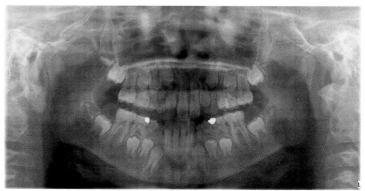

图1-1-33　　　　　　　　　　　图1-1-34

矫治体会

　　这是一例替牙期个别切牙反𬌗案例，男孩，就诊年龄8岁。作者创新设计了"一道杠"矫治器，在上颌舌倾中切牙牙冠舌面仅仅粘接了一个舌侧扣。该矫治装置通过链状橡皮圈采用"穿针引线"技术挂在前牙唇面"一道杠"的钢丝上，返折挂在舌倾中切牙牙冠舌面的舌侧扣上，通过弹力牵引实施矫治力唇向控冠移动，其矫治原理有点类似于用简易矫治方法——雪糕棒咬翘法。复诊时间1周，个别牙反𬌗矫正后即停止牵引。"一道杠"矫治器的弹力牵引矫治个别牙反𬌗是一种持续力，这点显然不同于雪糕棒咬翘法的间歇用力，"一道杠"矫治器的弹力牵引矫治替牙期个别牙反𬌗效果非常明显，值得正畸临床推广应用。

　　早期矫治采用"一道杠"矫治器矫治替牙期个别牙反𬌗，是作者新研发的一种创新矫治方法，为了便于正畸医生及广大基层医生学习和运用，作者将患者每次复诊的牙齿变化情况、医生的矫治思路、处理步骤详细记录在册，包括该装置的制作要点也有图片展示。

　　"一道杠"矫治器矫治替牙期个别牙反𬌗的优点还在于，舌倾的中切牙的牙冠唇向移动与正常中切牙平齐后，即被"一道杠"的唇侧钢丝抵住，有"刹车"作用，即便弹力圈施加力量，切牙也不可能继续唇向移动。另外，在该患者前牙反𬌗矫正后，可以清晰地从腭侧观察到Nance托的胶托离开切牙牙面并留下较大的空隙，这时我们用自凝塑料衬垫一下，即可稳定维持其矫治效果。

　　个别前牙反𬌗矫治后建立了正常覆𬌗、覆盖关系，不需要佩戴保持器。

赠阅第1章案例2
请扫码浏览

2

"彩虹桥"矫治器正畸临床案例

ANALYSIS OF CLINICAL CASES OF ORTHODONTICS WITH RAINBOW BRIDGE SHAPE APPLIANCE

"彩虹桥"矫治器是"一道杠"矫治器的改良版，在下面案例中，该患者2颗中切牙唇面的切1/3处设置了一根横卧的钢丝，并在相对的牙齿中点配置了牵引钩，便于挂橡皮链，实施矫治力。从上颌牙弓前端𬌗面观察，唇侧设置的"一道杠"钢丝像是一个拱形的彩虹桥，2颗中切牙的位置稍稍朝前突起，相邻侧切牙的位置紧贴牙面。它的作用特点是可以同时牵拉2颗舌倾中切牙的牙冠朝唇侧移动，矫治反𬌗。"彩虹桥"矫治器是根据患者牙列情况量身定制的。

案例

患者，女，9岁。因"地包天"来医院就诊，临床检查后发现患儿是替牙初期的前牙反𬌗，11、21舌倾与下颌31、41构成反𬌗关系，下颌牙弓前牙段拥挤，31、41唇侧错位，反覆𬌗超过3mm，4颗六龄齿已经萌出，并建立良好的咬合关系，上下牙列中线基本整齐，两侧磨牙中性偏近中关系，上下颌骨关系协调，患者为单纯牙性错𬌗畸形，属于个别牙反𬌗的范畴。如何进行矫治设计呢？传统的方法有附有双曲舌簧的活动矫治器、2×4矫治技术、FR-Ⅲ矫治器。

该患者的矫治重点应在矫治上颌前牙即11、21的舌倾错位。下颌前牙段的牙列拥挤随着前牙反𬌗的解除，会自然缓解或消除。

儿童个别牙反𬌗的矫治原则应尽量采用简单、有效的方法。

为此，我们针对该患者的牙齿情况，量身定制矫治器。在"一道杠"矫治器的基础上，创新设计了一个切实、可行的简单矫治装置，即"彩虹桥"矫治器。该装置具有打开前牙反𬌗锁结关系，提供上颌舌倾切牙的唇展功能，并能解决患者吃饭咀嚼问题，不影响日常生活与学习。

常规拍摄患者面像（图2-1）、牙𬌗像（图2-2）、X线头颅定位侧位片（图2-3）及口腔全景片（图2-4）。矫治前X线头影测量数据如图2-5所示。

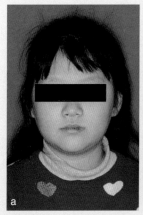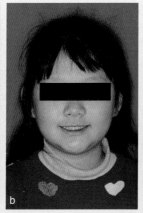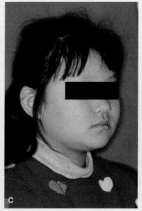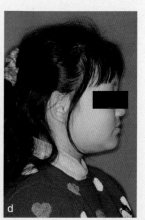

图2-1

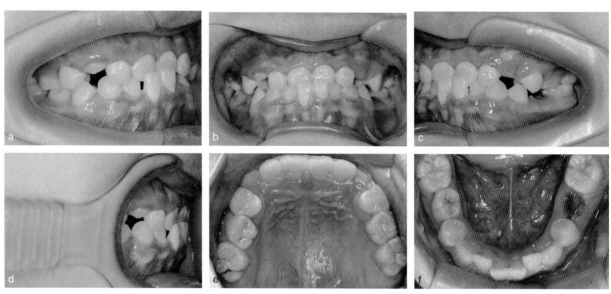

图2-2

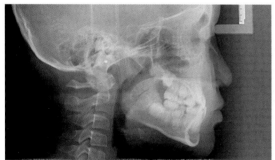

图2-3

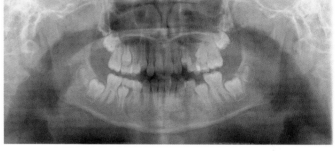

图2-4

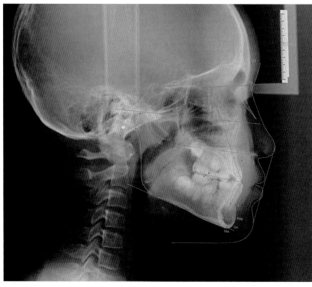

图2-5

分析方法	测量值	参考值	评测结果
骨性			
SNA	82.9	83.0°（±4.0）	上颌相对颅底位置正常
SNB	81.6	80.0°（±4.0）	下颌相对颅底位置正常
ANB	1.3	3.0°（±2.0）	骨性Ⅰ类
MP-SN	25.9	30.0°（±6.0）	下颌平面陡度（SN）正常
FMA（MP-FH）	17.3***	26.8°（±3.0）	下颌平面偏平，低角倾向
GoGn-SN	26.6*	32.0°（±4.0）	下颌平面角偏小，低角倾向
牙性			
U1-SN	106.0	106.0°（±6.0）	上颌中切牙到SN平面夹角正常
L1-MP（deg）	94.8	93.9°（±6.2）	下颌中切牙与下颌平面夹角正常
U1-L1	133.2*	124.0°（±8.0）	上下颌中切牙夹角偏大
Wits			
Wits	-1.9	-2.2mm（±0.3）	骨性Ⅱ类倾向
软组织			
LL-EP	0.7	2.0mm（±2.0）	下唇到EP线距离正常
UL-EP	-1.1*	1.0mm（±2.0）	上唇后缩（EP）

矫治过程 -1

（2022-02-19）

临床装配"彩虹桥"矫治器阶段拍摄患者面像（图2-6）、牙𬌗像（图2-7）及工作模型制作"彩虹桥"矫治器（图2-8）。

临床处置： 装配"彩虹桥"矫治器。

技工操作程序： 先试磨牙带环，取集合模型，采用直径1.0mm不锈钢丝弯制支架，银焊焊接，连接磨牙带环处钢丝，铺垫自凝塑料，硬固后，打磨抛光。

接着，在腭侧Nance托上12、22远中设计了一个伸向唇侧的"彩虹桥"钢丝支架，该支架采用0.8mm不锈钢丝弯制而成，即11、21唇侧牙段弓丝较12-22偏向唇侧1~1.5mm，分别在11、21正中处设置了牵引钩。用0.7mm不锈钢丝弯制牵引钩，采用0.25mm结扎丝缠绕固定后，用正畸焊枪银焊焊接在"彩虹桥"弓丝龈端（图2-7e和图2-8a，b）。

患者就诊后，先装配"彩虹桥"矫治器，在11、21舌面靠近切端处粘接舌侧扣，挂橡皮链至唇侧门型支架相应牵引钩处，力量控制在60~80g。"彩虹桥"矫治器的磨牙咬合面粘接光固化蓝胶树脂制作𬌗垫，注意观察，两侧磨牙𬌗垫要高度一致，接触对颌磨牙力量均匀，不要有过早接触点。前牙反𬌗锁结打开，上下切牙之间无咬合接触，切缘垂直空开距离2mm左右。

嘱患者进食软食，注意口腔卫生，1周后来医院复诊。

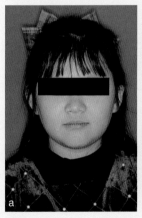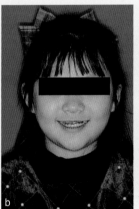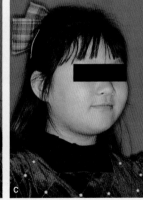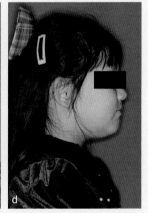

图2-6

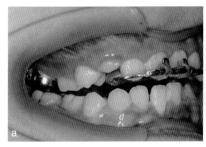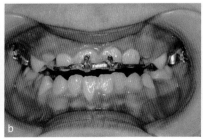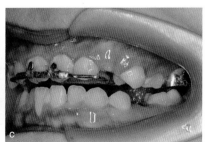

图2-7

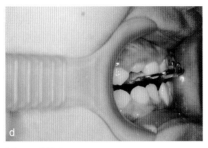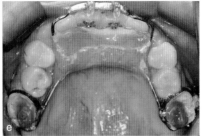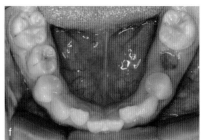

图2-7（续）

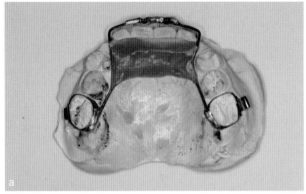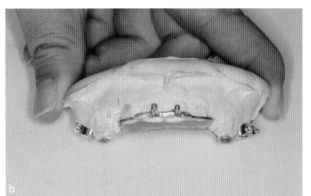
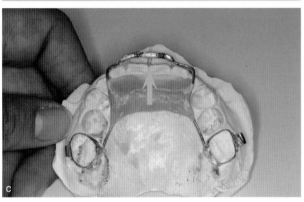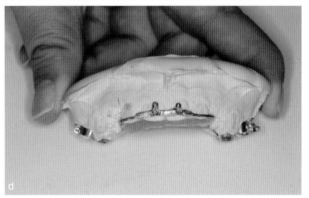

图2-8

矫治过程 -2

（2022-02-26）

常规拍摄患者面像（图2-9）及牙𬌗像（图2-10）。

复诊检查：1周后复诊，见患者前牙反𬌗已经纠正，完成阶段矫治目标，达到理想矫治效果，患者及家长对矫治效果非常满意。

临床处置：随即拆除唇侧"彩虹桥"钢丝支架，腭侧胶托紧抵上颌中切牙舌面铺垫自凝塑料，稳定切牙唇展的位置。

拍摄拆除"彩虹桥"钢丝支架临床操作照片（图2-11）及复诊处置后的牙𬌗像（图2-12）。

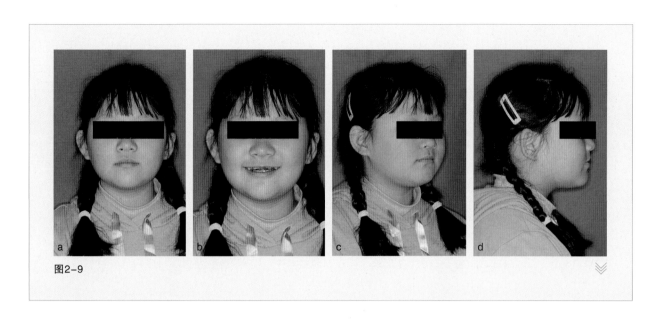

图2-9

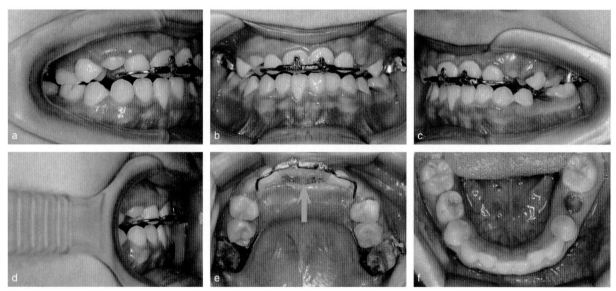

图2-10

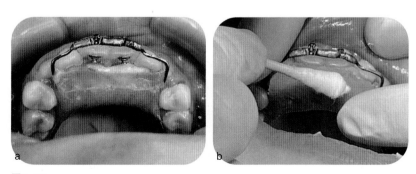

图2-11

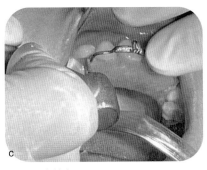
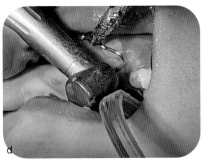

图2-11（续）

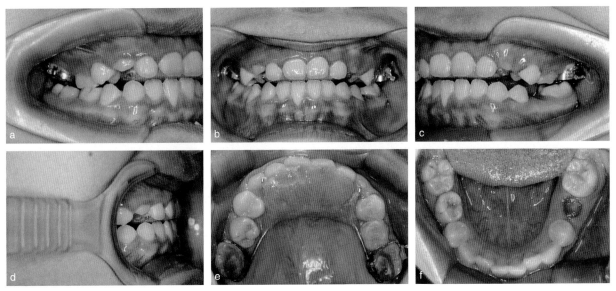

图2-12

矫治过程 -3

（2022-06-09）

　　常规拍摄患者面像（图2-13）及牙殆像（图2-14）。

　　复诊检查：上颌唇展的中切牙稳定，检查不松动，患者咀嚼功能正常。下颌切牙拥挤状况获得缓解，31、41基本排入正常牙列。

　　临床处置：拆除改良Nance托腭侧中切牙舌面衬垫的自凝塑料及舌侧扣。嘱患者1个月后复诊。

　　拍摄临床处置后的牙殆像（图2-15）、X线头颅定位侧位片（图2-16）及口腔全景片（图2-17）。

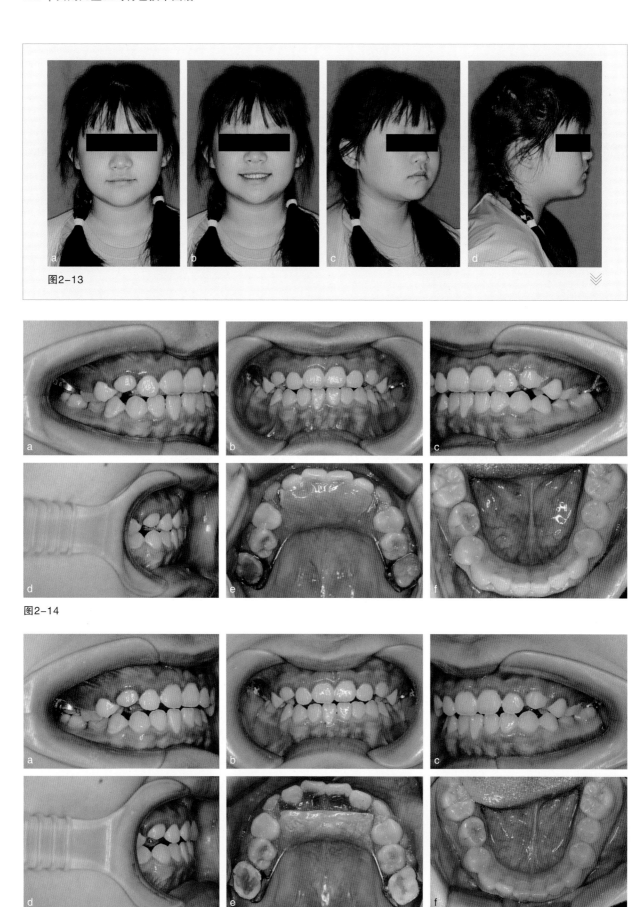

图2-13

图2-14

图2-15

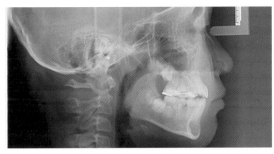

图2-16

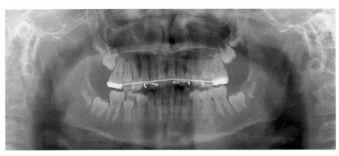

图2-17

矫治过程 -4

（2022-07-10）

　　临床处置： 患者1个月后复诊，检查见前牙建立良好的覆𬌗、覆盖关系，进食正常。55、65出现松动。嘱患者4周后复诊。

　　拍摄患者临床处置后的面像（图2-18）及牙𬌗像（图2-19）。

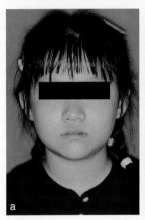
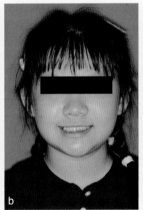
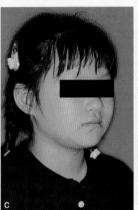
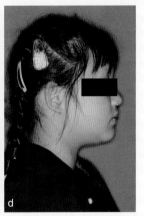

图2-18

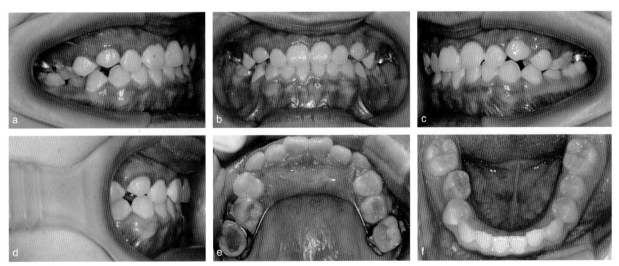

图2-19

矫治过程 –5

（2022–08–05）

复诊检查：患者前牙覆𬌗、覆盖正常，15、25已经萌出牙尖，55、65松动度加大，嘱家长带患者拔除松动滞留的乳磨牙。嘱患者2个月后来医院复诊。

拍摄患者临床处置后的面像（图2-20）及牙𬌗像（图2-21）。

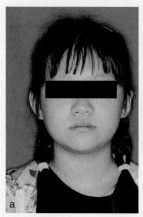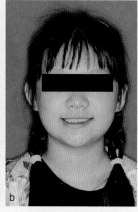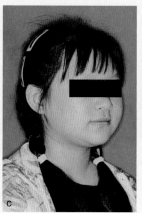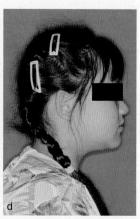

图2-20

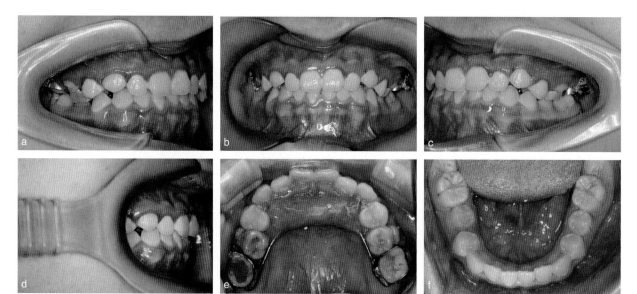

图2-21

矫治过程 -6

（2022-10-25）

常规拍摄患者面像（图2-22）及牙殆像（图2-23）。

复诊检查：15、25牙冠已经萌出。正在逐渐建殆过程中。25腭侧滞留65的1/4牙冠。

临床处置：患者前牙覆殆、覆盖正常，咬合关系稳定，拆除口内改良Nance托装置。嘱家长带患者按除25腭侧滞留65的1/4牙冠。

拍摄患者临床处置后的牙殆像（图2-24）、X线头颅定位侧位片（图2-25）及口腔全景片（图2-26）。

矫治后X线头影测量数据如图2-27所示。

矫治前后X线头影重叠图如图2-28所示。

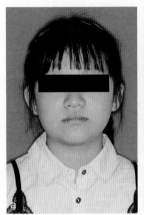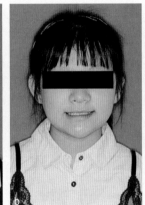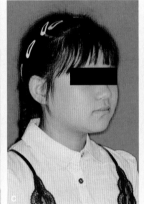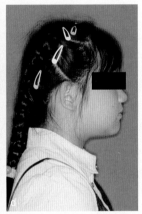

图2-22

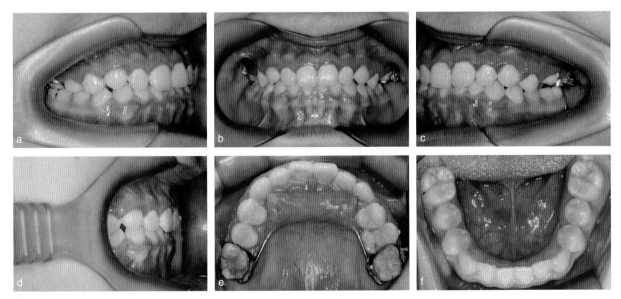

图2-23

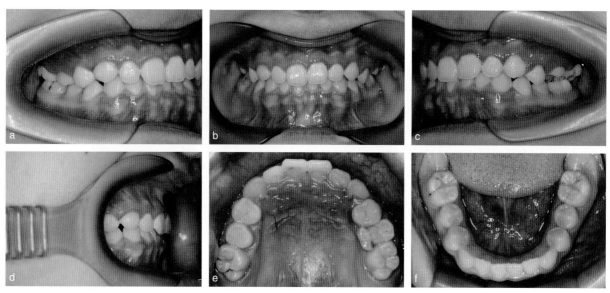

图2-24

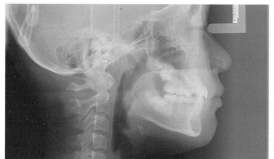

图2-25

图2-26

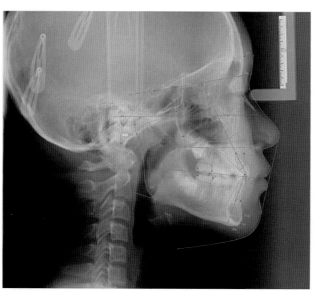

图2-27

分析方法	测量值	参考值	评测结果
骨性			
SNA	81.7	83.0°（±4.0）	上颌相对颅底位置正常
SNB	79.7	80.0°（±4.0）	下颌相对颅底位置正常
ANB	2.0	3.0°（±2.0）	骨性Ⅰ类
MP-SN	26.9	30.0°（±6.0）	下颌平面陡度（SN）正常
FMA（MP-FH）	18.2**	26.8°（±3.0）	下颌平面偏平，低角倾向
GoGn-SN	27.9*	32.0°（±4.0）	下颌平面角偏小，低角倾向
牙性			
U1-SN	107.4	106.0°（±6.0）	上颌中切牙到SN平面夹角正常
L1-MP（deg）	92.5	93.9°（±6.2）	下颌中切牙与下颌平面夹角正常
U1-L1	133.2*	124.0°（±8.0）	上下颌中切牙夹角偏大
Wits			
Wits	-0.6***	-2.2mm（±0.3）	骨性Ⅱ类倾向
软组织			
LL-EP	0.2	2.0mm（±2.0）	下唇到EP线距离正常
UL-EP	-0.9	1.0mm（±2.0）	上唇到EP线距离正常

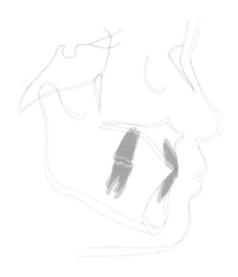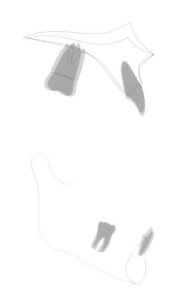

图2-28

矫治过程 -7

（2022-11-06）

复诊检查：前牙反𬌗矫治效果稳定，11、21牙不松动，患者进食正常。

临床处置：局部麻醉下拔除25腭侧滞留65的1/4牙冠，完成儿童早期正畸治疗。

拍摄患者临床处置后的面像（图2-29）、牙𬌗像（图2-30）及口腔全景片（图2-31）。

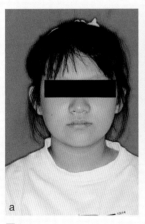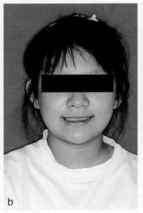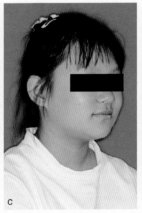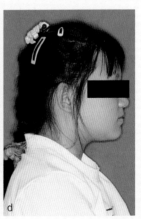

图2-29

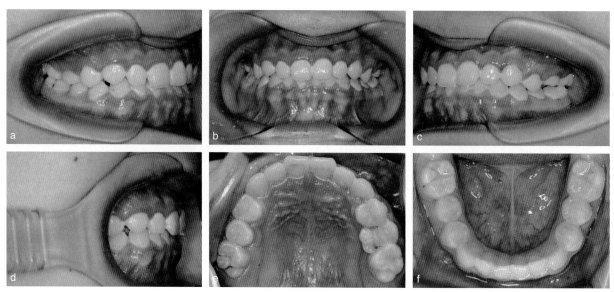

图2-30

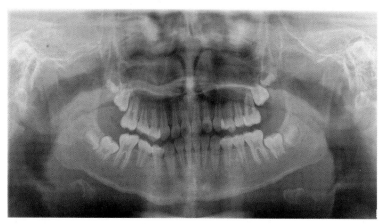

图2-31

矫治过程 –8

（2022–11–19）

常规拍摄该患者的面像（图2-32）及牙𬌗像（图2-33）。

复诊检查：患者来医院复诊，见腭侧滞留65的残冠拔牙创口已经愈合，25原本偏向颊侧的牙齿自然而然地朝腭侧回归正常牙位。

该患者矫治前的下颌前牙轻度拥挤、"里出外进"状况，也因上颌前牙反𬌗的矫正、上颌舌倾中切牙牙冠的控冠移动恢复正常。消除了对颌牙的咬合干扰因素，恢复正常牙齿排列状况。

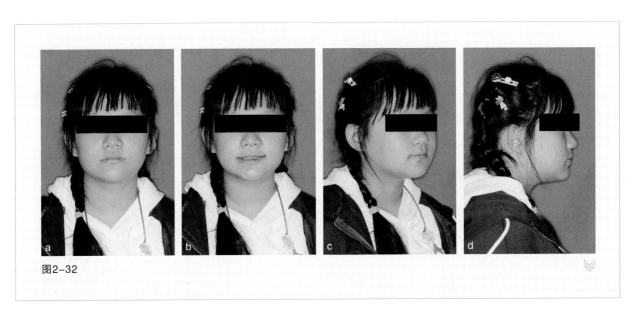

图2-32

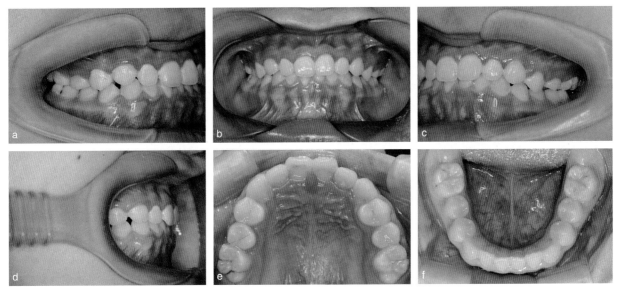

图2-33

矫治体会

对于儿童前牙反殆的早期矫治，作者没有使用传统的2×4矫治技术，也没有使用活动矫治器或者FR-Ⅲ矫治器。可以直白地说连一个正畸托槽都没有使用，也没有使用正畸矫治弓丝。

但是，矫治效果如此良好，真的是不可思议！正畸治疗仅仅7天，就让患者的前牙反殆解除了，并且连"彩虹桥"矫治器钢丝支架及弹力橡皮链也一同卸掉了，也就是停止给牙齿施加任何矫治力。牙齿唇面没有任何矫治装置，也给患者恢复了自信和童真、童趣。

回顾这个案例，作者针对9岁女孩早期矫治特点及其上颌中切牙的舌侧错位情况，量身定制、创新设计切实可行的"彩虹桥"矫治器，使其具有打开前牙反殆锁结关系、提供上颌舌倾切牙的唇展功能，精准移动牙齿，让牙齿该动的部分移动（控冠移动），并能解决患者咀嚼问题。非依赖性治疗程序，矫治过程简单、效果切实可靠、不影响患者日常生活与学习，这种矫治模式受到家长及患者的称赞。"彩虹桥"矫治器为儿童前牙反殆早期矫治探索了一条新路径。

3

弹簧曲组合架矫治
替牙期前牙反𬌗正
畸临床案例

A CASE OF ANTERIOR TEETH
INVERSE MALOCCLUSION DURING
CASE OF TORSION CORRECTION
OF SEVERE CENTRAL INCISOR
TEETH DURING MIXED DENTITION
WITH SPRING CURVED COMPOSITE
BRIDGE APPLIANCE

Nance托与弹簧曲组合架是作者创新设计的一个矫治器，用其配合2×4矫治技术，对矫治替牙期反𬌗、前牙拥挤与扭转有其独到之处。下面我们通过一个替牙期反𬌗案例介绍这种组合装置的特点及其应用技术。

 案例

初次接诊（2018-08-27）

患者，女，7岁。替牙期的上颌中切牙反𬌗。上颌两侧的乳侧切牙未替换。可想而知，矫治反𬌗11、21间隙不足，唇向移动舌倾的切牙有阻力，需要解决牙齿移动的通道，而且反覆𬌗比较深。矫治设计需要提前拔除即将脱落的乳侧切牙，适合选择2×4矫治技术进行矫治。

正畸医生面临的问题是该患者处于乳、恒牙替牙期，由于乳牙牙根已经吸收或即将吸收，其稳定性较差，乳牙粘接托槽比较容易脱落，连带影响矫治器的固位及发挥治疗作用。为解决这个问题，作者设计了Nance托与弹簧曲组合架矫治该反𬌗。制作该装置，需在腭托上增添两个弹簧曲支架附件，越过乳尖牙的远中放置于乳尖牙的唇面，上颌第一磨牙带环焊接时预留树脂𬌗垫的钢丝支架。

常规拍摄患者面像（图3-1）、牙𬌗像（图3-2）、X线头颅定位侧位片（图3-3）及口腔全景片（图3-4）。

矫治前X线头影测量数据如图3-5所示。

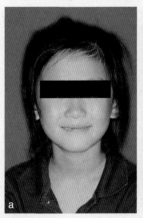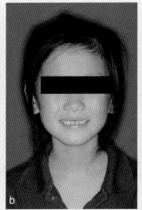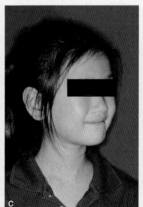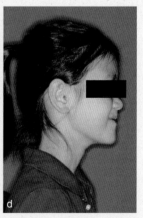

图3-1

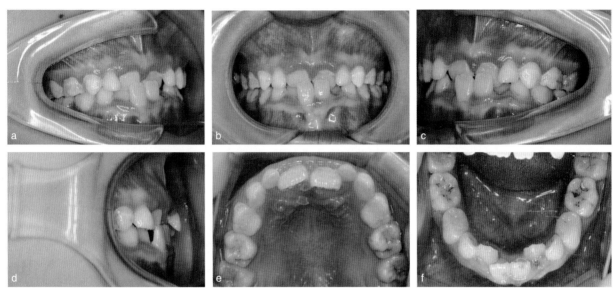

图3-2

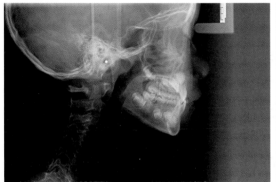

图3-3

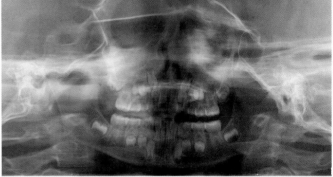

图3-4

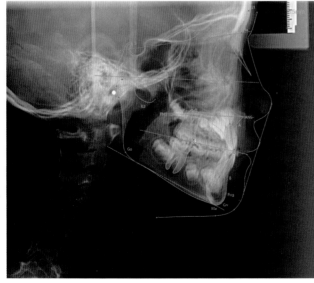

图3-5

分析方法	测量值	参考值	评测结果
骨性			
SNA	78.7*	83.0°（±4.0）	上颌后缩
SNB	76.2	80.0°（±4.0）	下颌相对颅底位置正常
ANB	2.6	3.0°（±2.0）	骨性 I 类
MP-SN	36.1*	30.0°（±6.0）	下颌平面偏陡，高角倾向
FMA（MP-FH）	25.5	26.8°（±3.0）	下颌平面陡度正常
GoGn-SN	35.2	32.0°（±4.0）	下颌平面角正常
牙性			
U1-SN	90.2**	106.0°（±6.0）	上颌中切牙直立或舌倾（SN）
L1-MP（deg）	91.2	93.9°（±6.2）	下颌中切牙与下颌平面夹角正常
U1-L1	142.5**	124.0°（±8.0）	上下颌中切牙夹角偏大
Wits			
Wits	-1.2***	-2.2mm（±0.3）	骨性 II 类倾向
软组织			
LL-EP	-1.2*	2.0mm（±2.0）	下唇后缩（EP）
UL-EP	0.3	1.0mm（±2.0）	上唇到EP线距离正常

矫治过程 –1

（2018–08–29）

常规拍摄患者面像（图3-6）及牙𬌗像（图3-7）。

临床处置： 为该患者装配Nance托与弹簧曲组合架装置，两个弹簧曲可以提供稳定的支抗，这是矫治成功的一个重要条件，弹簧曲是一个管状结构，正畸弓丝——镍钛丝可以顺利穿过，起到一个自锁托槽的作用，并且作为一个支架，有利于高弹性的镍钛丝发挥矫治力，使舌倾的中切牙能够顺利地唇向移动，达到矫治反𬌗的目的。

正畸技工小贴士： 目前，我们正畸科制作弹簧曲工艺已经有了较大改进，采用直径0.8mm不锈钢丝作为模具，使用0.6mm或0.7mm不锈钢丝，左手用钳子紧贴模具钢丝呈交叉状夹住，右手用持针器夹住0.6mm钢丝游离端，围绕0.8mm不锈钢丝缠绕成弹簧曲，一般缠绕5~7圈即可，注意缠绕的环圈要紧密相连。

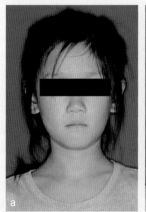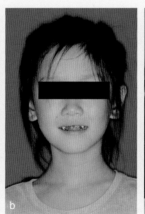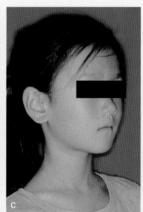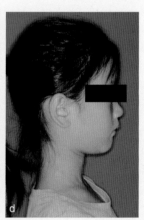

图3-6

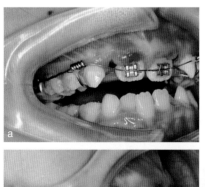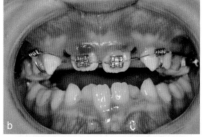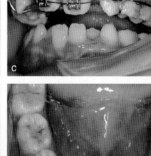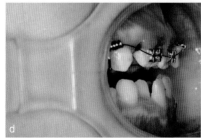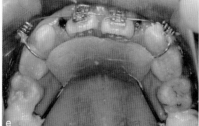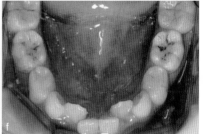

图3-7

矫治过程 -2

常规拍摄患者面像（图3-8）及牙𬌗像（图3-9）。

临床处置： 11、21托槽沟底（正畸主弓丝下方）放置节段0.012英寸镍钛丝，其两端穿过53、63处弹簧曲，并用流体树脂包裹其末端。11、21托槽采用0.25mm结扎丝"8"字形结扎。

拍摄临床处置后的牙𬌗像（图3-10）。

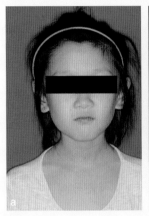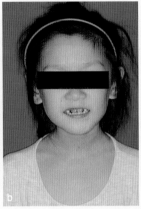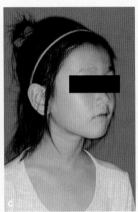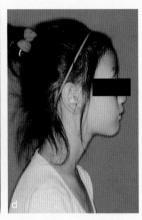

图3-8

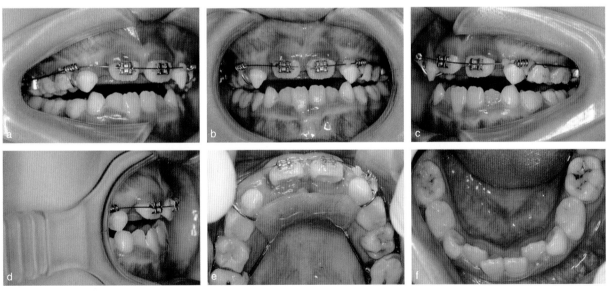

图3-9

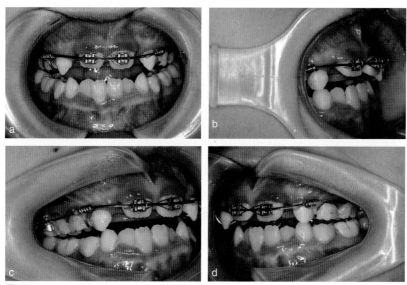

图3-10

矫治过程 -3

（2018-09-24）

常规拍摄患者面像（图3-11）及牙𬌗像（图3-12）。

临床处置：经过阶段矫治，显然易见，该患者两颗舌倾的上颌中切牙在正畸弓丝的作用力下，已经唇向移动并且解除了前牙反𬌗关系。从上颌腭侧观察，随着切牙的唇向移动，原先上颌切牙的舌面紧贴Nance托之间出现了较大的空间距离，两颗中切牙之间也出现了缝隙。此次就诊，为了减少乃至防止缝隙的扩大，继续使用0.25mm结扎丝在11、21之间采用"8"字形轻力结扎。该患者上颌中切牙的舌倾经正畸唇向开展、反𬌗解除。作者此时在上颌中切牙与Nance托之间的空隙处衬垫了自凝塑料，使其基托板紧抵住11、21的舌侧面，稳固在新的位置，以利骨组织的改建，防止反𬌗的复发。唇侧的托槽更换了0.018英寸澳丝，维持矫治效果。

备注：图3-13e的黑色箭头处，指Nance托与上颌中切之间的空隙处衬垫了自凝塑料，使其基托板紧抵住11、21的舌侧面，防止其移位、反𬌗复发。

拍摄患者临床处置后的牙𬌗像（图3-13）。

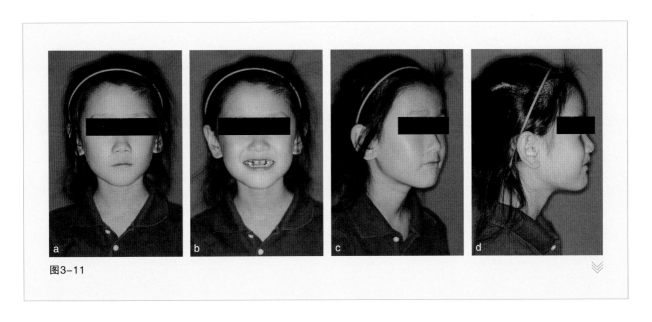

图3-11

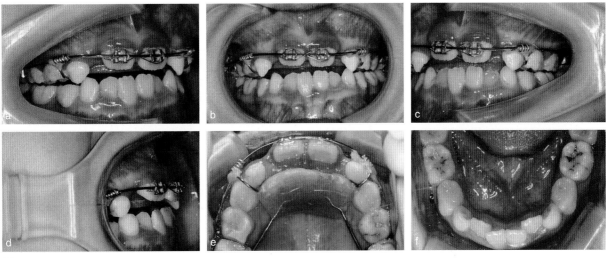

图3-12

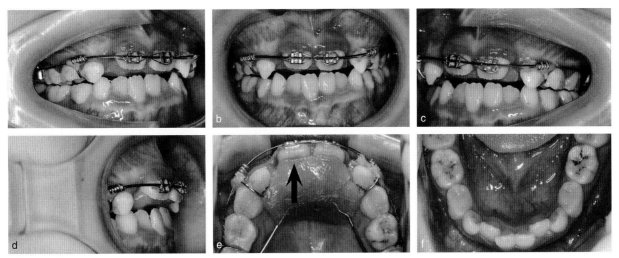

图3-13

矫治过程 -4

常规拍摄患者面像（图3-14）及牙𬌗像（图3-15）。

临床处置：为了便于11、21的间隙关闭，将其腭侧面的胶托磨除约2mm。唇侧托槽更换0.018英寸澳丝，11、21托槽继续"8"字形结扎。

拍摄患者临床处置后的牙𬌗像（图3-16）及X线口腔全景片（图3-17）。

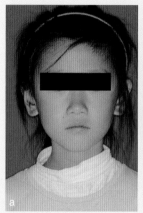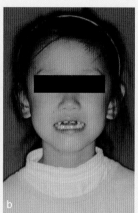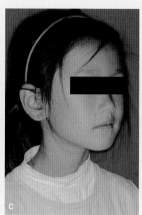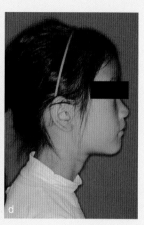

图3-14

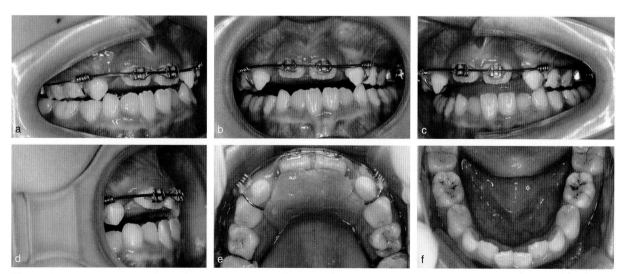

图3-15

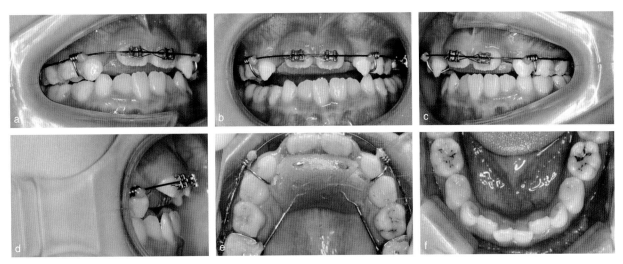

图3-16

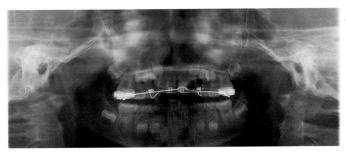

图3-17

矫治过程 -5

常规拍摄患者面像（图3-18）及牙𬌗像（图3-19）。

临床处置：该患者反𬌗解除后，拆除了正畸主弓丝，上颌两颗中切牙采用0.018英寸×0.025英寸片段不锈钢丝纳入托槽槽沟结扎固定，保持其稳定性，维持其矫治效果。拟定下次复诊，拆除口内装置、弹簧曲Nance托组合架。

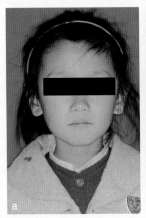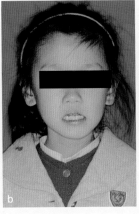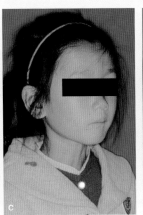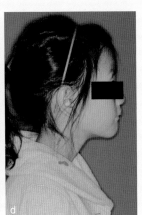

图3-18

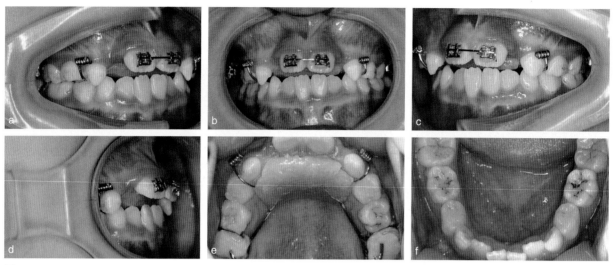

图3-19

矫治过程 -6

　　复诊检查：口内照片显示：11-21/31-32-41-42反𬌗已经解除，并建立覆𬌗关系。

　　临床处置：11-21托槽及不锈钢方丝结扎固定方式稳定，遂按计划拆除口内装置、弹簧曲Nance托组合架。

　　拍摄患者临床处置后的面像（图3-20）及牙𬌗像（图3-21）。

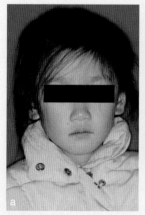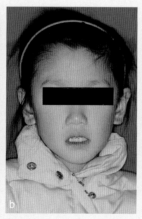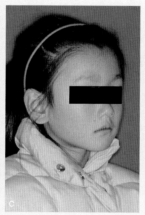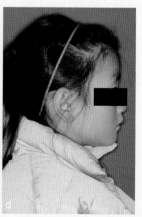

图3-20

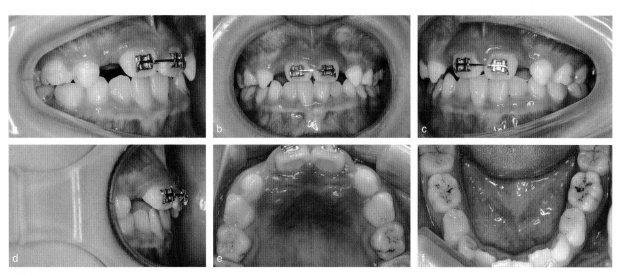

图3-21

矫治过程 -7

　　临床处置：拍摄患者临床处置后的面像（图3-22）、牙𬌗像（图3-23）、X线头颅定位侧位片及口腔全景片（图3-24）。

　　矫治后X线头影测量数据如图3-25所示。

　　矫治前后X线头影重叠图如图3-26所示。

　　备注：图3-23e的绿色箭头处，指的是2颗中切牙舌侧采用编织麻花丝光固化树脂制作固定式舌侧保持器。

　　该患者2个月后拆除了Nance托与弹簧曲组合装置，两颗中切牙采用编织麻花丝光固化树脂制作固定式舌侧保持器，同时拆除了11、21唇侧托槽及片段弓丝。

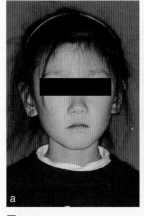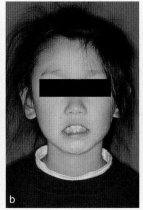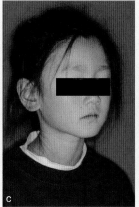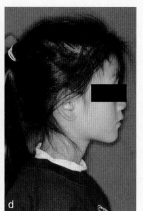

图3-22

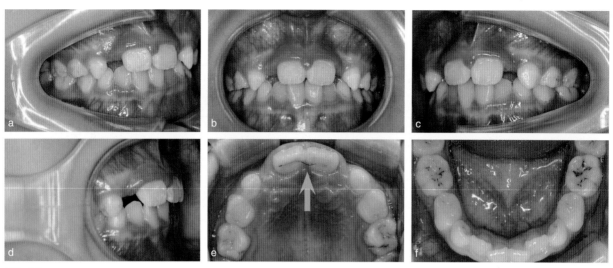

图3-23

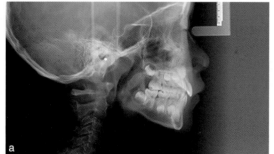

图3-24

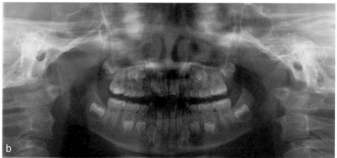

图3-25

分析方法	测量值	参考值	评测结果
骨性			
SNA	78.8*	83.0°（±4.0）	上颌后缩
SNB	75.4*	80.0°（±4.0）	下颌后缩
ANB	3.4	3.0°（±2.0）	骨性Ⅰ类
MP-SN	34.4	30.0°（±6.0）	下颌平面陡度（SN）正常
FMA（MP-FH）	24.7	26.8°（±3.0）	下颌平面陡度正常
GoGn-SN	34.3	32.0°（±4.0）	下颌平面角正常
牙性			
U1-SN	100.3	106.0°（±6.0）	上颌中切牙到SN平面夹角正常
L1-MP（deg）	96.3	93.9°（±6.2）	下颌中切牙与下颌平面夹角正常
U1-L1	129.0	124.0°（±8.0）	上下颌中切牙夹角正常
Wits			
Wits	−0.9***	−2.2mm（±0.3）	骨性Ⅱ类倾向
软组织			
LL-EP	0.7	2.0mm（±2.0）	下唇到EP线距离正常
UL-EP	1.9	1.0mm（±2.0）	上唇到EP线距离正常

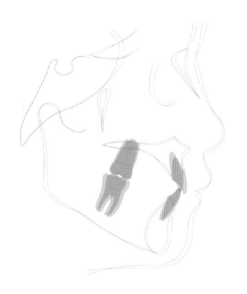
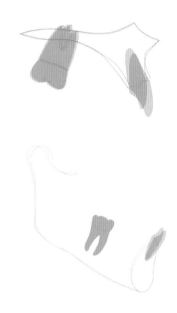

图3-26

矫治过程-8

（2019-10-06）

　　临床处置：间隔9个月复查， 11-21牙冠已经完全萌出到位，与下颌4颗切牙建立正常的覆𬌗、覆盖关系。11-21舌侧麻花丝固定保持器稳定，无不适反应。 12、21呈现轻度外翻扭转。

　　嘱患者换完牙后，进入Ⅱ期治疗。

　　临床处置：拍摄患者临床处置后的面像（图3-27）及牙𬌗像（图3-28）。

　　弹簧曲Nance托组合架正畸技工制作模型如图3-29所示 。

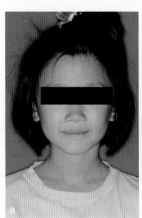
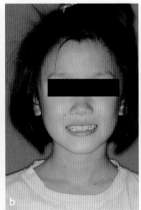
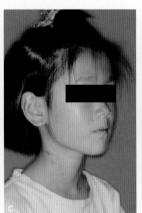
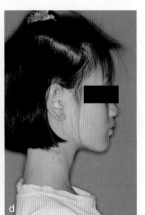

图3-27

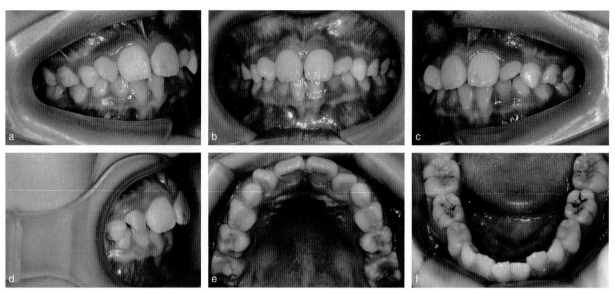

图3-28

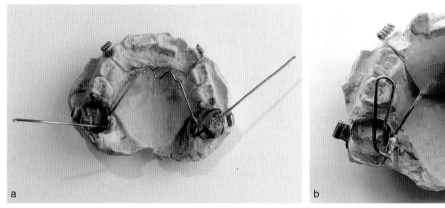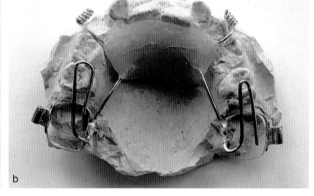

图3-29

正畸思维与矫治路径

本案例是一名7岁替牙期反𬌗的女孩，上颌萌出2颗中切牙舌侧错位，下颌萌出4颗切牙，其中下颌2颗中切牙与上颌中切牙构成反𬌗关系，导致下颌4颗切牙呈现2排前后向位交错排列，即下颌2颗中切牙包住上颌2颗中切牙，上颌2颗中切牙包住下颌2颗侧切牙的状况，严重影响患者的咀嚼与发音。

矫治单纯性前牙反𬌗，要遵循3个原则：①要有错位牙唇展排列的空间（即提供的间隙要稍稍大于舌侧错位中切牙近远中径距离）；②打开反𬌗的锁结关系；③提供适宜的矫治力。

该患者上颌舌倾的中切牙需要唇向移动、恢复正常的牙齿轴倾度。首先，需要解决牙齿移动的通道。上颌2颗乳侧切牙挡住了中切牙的"道路"，也是上颌切牙舌侧错位，引起前牙反𬌗畸形发生的原因。矫治设计拔除2颗乳侧切牙，提供宽广的"路面"，为后续唇展上切牙"扫清路障"。其次，打开反𬌗的锁结关系。该患者使用了上颌两侧第一磨牙𬌗面粘接式𬌗垫，垫开了前牙锁结关系，使前牙反𬌗交错相嵌的复杂咬合关系"荡然无存"。

通过合适的矫治器提供适宜的矫治力，矫治前牙反𬌗是患者前来医院寻求正畸治疗的目标。

我们正畸团队根据该患者替牙期反𬌗的特点，创新设计了弹簧曲支架组合装置，使用镍钛丝弹力唇展舌倾的上颌中切牙，矫治前牙反殆，获得了良好的矫治效果。

弹簧曲支架组合装置，是手持0.6mm不锈钢方丝在直径0.8mm不锈钢丝上缠绕成弹簧状（紧密缠绕5~6圈），弹簧曲的游离端钢丝放置于上颌两侧乳尖牙远中（亦可置放于乳尖牙的近中）绕向腭侧，与Nance托的连接弓丝一起包埋入自凝塑料胶托中绕向腭侧。

两侧尖牙的弹簧曲在这里起到一个支点作用，相当于使用了一个管状圈簧结构的自锁托槽，加上两颗中切牙粘上托槽，磨牙带环的颊面管，镍钛丝插入弹簧曲中，犹如方丝弓中的2×4矫治技术。

镍钛丝利用弹力唇展舌倾的上颌中切牙，达到良好的矫治效果。

弹簧曲应用在矫治替牙期的反殆，可以避免通常乳牙粘接托槽容易脱落的情况。另外，在上颌切牙唇展、前牙反殆矫正后，及时在上颌切牙腭侧与Nance托之间的胶托上衬垫自凝塑料，也是一个不可忽视的环节。其优点是：有助于稳定上颌切牙的位置及骨组织改建和避免意外的咬合、撞伤。

在前牙反殆解除后，后续治疗给弹簧曲松绑也是矫治阶段需要注意的问题。正畸弓丝的结扎与固定，虽然有利于牙齿的排齐与整平，但不利于上颌中切牙的萌出和建立正常的覆殆、覆盖关系。

矫正上颌前牙反殆，并且建立了正常的覆殆、覆盖关系后，我们使用舌侧粘接式麻花丝固定保持处置，获得稳定、良好的维持效果。

同时，在上颌前牙反殆解除后，下颌4颗切牙的前后向位和交错重叠排列情况也自然获得了改善。

4

Nance托组合架矫治器正畸临床案例

CLINICAL CASES OF NANCE ARCH
COMBINED FRAME APPLIANCE IN
ORTHODONTICS

常规拍摄患者面像（图4-1-1）、牙殆像（图4-1-2）、X线头颅定位侧位片（图4-1-3）及口腔全景片（图4-1-4）。

拍摄临床装配Nance托正畸支架组合矫治装置后的牙殆像（图4-1-5）。

初诊检查：这是正畸临床上极其难得见到的——一名特殊的替牙期罕见中切牙宽大间隙案例。他的两颗中切牙间隙超过12mm，并且偏向右侧，11与12牙冠前后向重叠呈双排牙状况，12近中1/3越位11的前面（近中缘），相对应腭侧黏膜处膨隆。

正畸思维提示：该患者除了上颌中切牙之间超级宽大间隙的关闭困难之外，还有12的牙根位于腭侧骨板，如何将其牙根归位并直立于正常的松质骨内，也是考验正畸人的担当与智慧的。

相关病史：该患者11、21之间发现有2个玉米粒大的奇特多生牙，2017年10月3日家长带孩子去上海某医院口腔科就诊时拔除。

附该患者矫治前上颌中切牙间多生牙照片（图4-1-6）。

遇到这样的病例，应该如何进行矫治设计？常规的正畸思维，使用活动矫治器治疗肯定不行，固定矫治器呢？由于该患者是替牙早期，很多人会想到使用固定矫治器片段弓技术，具体来说使用2×4矫治技术。由于固定矫治器的托槽粘接在11、21临床牙冠中点，其距离牙齿的阻抗中心比较远，在关闭间隙的过程中必然会造成牙冠的倾斜移动，即牙冠靠拢，但其牙根却呈"8"字形分开。2颗中切牙的牙冠越靠近，其牙根会越来越远离（图4-1-7，图4-1-8）。

这不是我们想要的结果。这样的矫治结果既不稳定也不美观，更不符合牙齿的生理功能要求。有的医生说我在11、21托槽的龈方粘贴2个舌侧扣或者游离牵引钩，让关闭间隙的弹性牵引力线靠近阻抗中心，如果中切牙间隙小于5mm，这个办法适用。用于间隙大于10mm的病例则力不从心，因为距离太大，矫治力传达不到牙齿的阻抗中心，实现不了想要的结果。使用这样的方法关闭超级宽大间隙，依然是牙冠靠拢倾斜移动的矫治效果。只有使用长距离牵引钩，让关闭间隙的弹性牵引力线通过或超越阻抗中心则能达到这个效果（图4-1-9）。需要注意的细节是：在应用长距离牵引钩时，应同时配合使用正畸主弓丝上的弹力牵引。

为此，作者另辟蹊径，创新设计了Nance托正畸支架组合矫治装置（图4-1-5），其固位基牙也是不对称的，采用55与26作为Nance托的固位基牙（即患者上颌左侧第一磨牙萌出，右侧第一磨牙未萌出）。

见到这样的新颖设计，超乎临床医生常规正畸思维，我身边的年轻医生和进修医生都很诧异，他们的心中时不时冒出一个个问号。这么复杂的正畸病例，没有给患者口里放置任何类型的正畸托槽，更没有使用一根正畸弓丝，也没有牙齿移动的轨道，武广增老师创新设计的这个装置，能够将上颌两颗中切牙间大于12mm的宽大间隙关闭吗？

就这么一个很不起眼的Nance托正畸支架能将这么复杂的病例矫治过来吗？

还有该患者上颌中切牙与侧切牙的重叠，如何解决重叠牙近中移动的阻力？

在移动中切牙越过侧切牙的过程中会不会造成牙根的吸收与碰撞？

矫治后期滞留在腭侧的侧切牙牙根如何移动到牙槽骨的松质骨中间来，如何恢复正常的牙齿轴倾度？

让我们带着问题进入矫治过程。

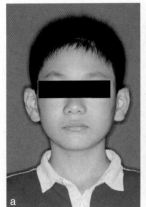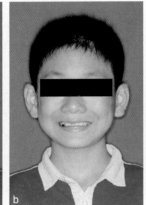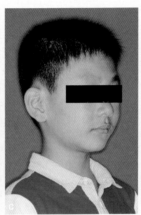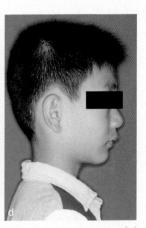

图4-1-1

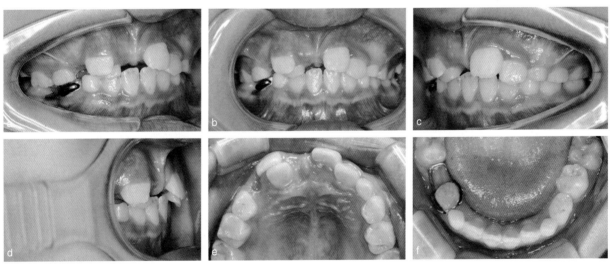

图4-1-2

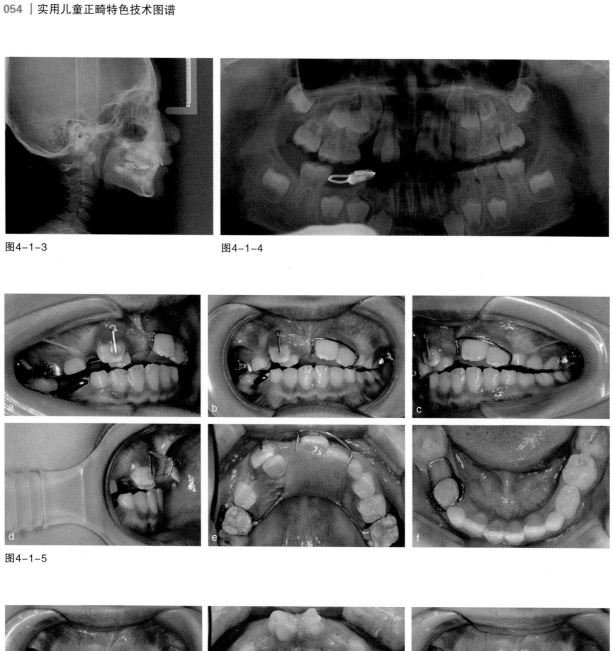

图4-1-3

图4-1-4

图4-1-5

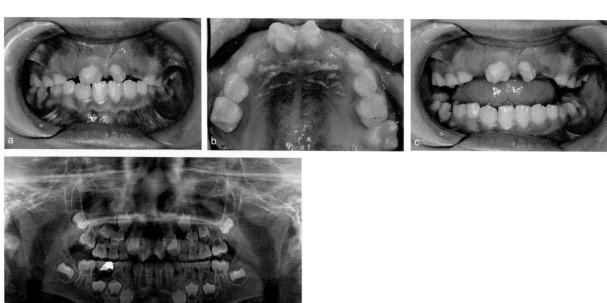

图4-1-6

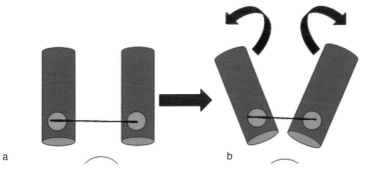

a　　　　　　　　　　　　b

图4-1-7　（a）示意2颗中切牙关闭宽大间隙前；（b）关闭间隙后

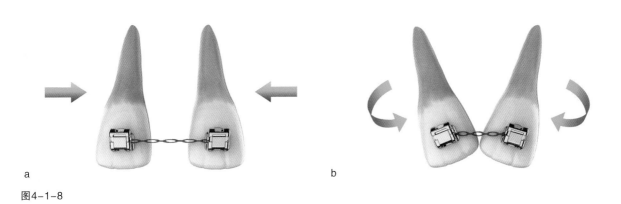

a　　　　　　　　　　　　　　　　b

图4-1-8

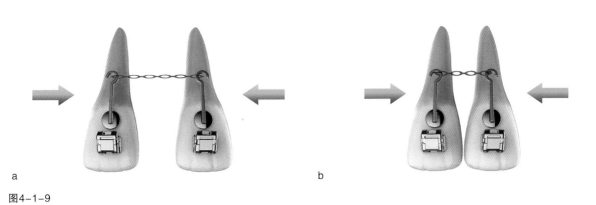

a　　　　　　　　　　　　　　　　b

图4-1-9

矫治过程 –1

（2018-09-02）

常规拍摄患者面像（图4-1-10）及牙𬌗像（图4-1-11）。

复诊检查：患者5天后复诊，检查见11已经稍稍朝近中移动。

临床处置：我们为了尽可能做到牵引牙齿的定向整体移动，在11牵引钩的下方（靠近牙颈部）与正畸支架之间采用"穿针引线"技术挂了第2根平行牵引橡皮链（图4-1-12）。图4-1-13显示钢尺测量11、21间距大于10mm。

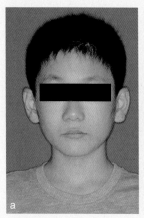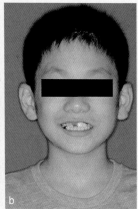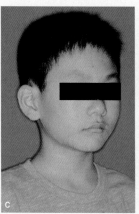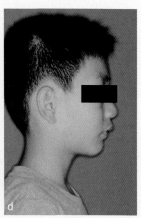

图4-1-10

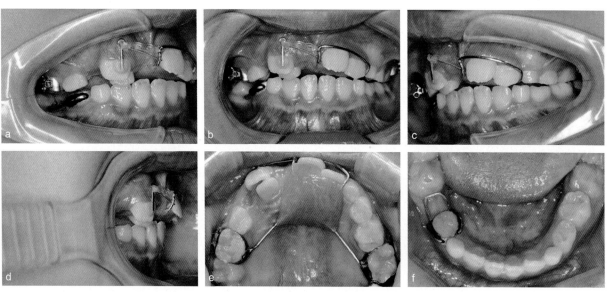

图4-1-11

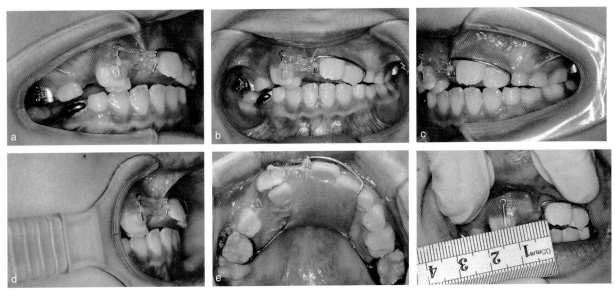

图4-1-12   图4-1-13

矫治过程 -2

（2018-09-09）

　　复诊检查：间隔7天复诊，患者装配Nance托支架组合矫治装置进行正畸治疗，无不适反应，从上颌牙弓腭侧图4-1-15e中，我们已经可以观察到11朝近中移动，已经与12近中边缘并肩平齐。

　　临床处置：继续按照上次矫治方法，挂2根平行橡皮链牵引关闭间隙。嘱患者2周后复诊。

　　拍摄患者临床处置后的面像（图4-1-14）及牙殆像（图4-1-15）。

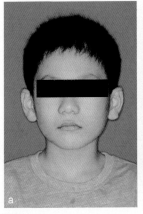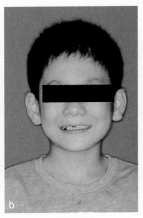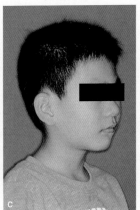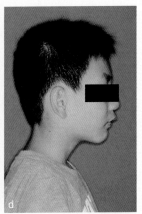

图4-1-14

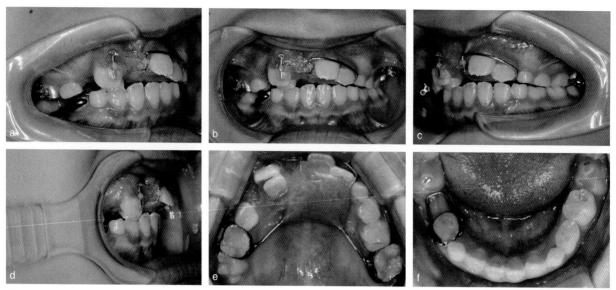

图4-1-15

矫治过程 -3

（2018-09-23）

复诊检查： 患者11近中边缘嵴朝近中移动已经超越12近中边缘嵴，在定向移动过程中发生11出现轻微近中舌向旋转。

临床处置： 为了控制12的跟进移动，减少关闭宽大间隙的过程中2颗重叠牙齿的摩擦与碰撞。这次复诊，我们在54与12之间分别粘接了舌侧扣，并用0.25mm结扎丝将其拴系在一起（图4-1-17e，绿色箭头处）。

拍摄患者临床处置后的面像（图4-1-16）及牙𬌗像（图4-1-17）。

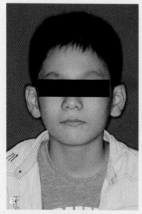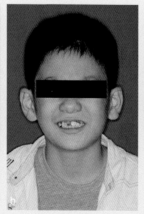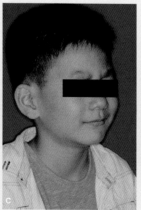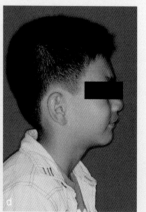

图4-1-16

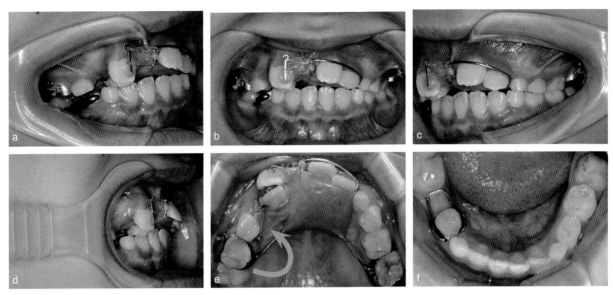

图4-1-17

矫治过程 -4

常规拍摄患者面像（图4-1-18）及牙𬌗像（图4-1-19）。

复诊检查： 11牙冠已经明显朝近中移动，与12重叠部分只占11牙冠宽度的1/2，可喜的是12牙冠在11的远中露出约1/2，由于正畸弹性牵引力布局在唇侧的原因，11近中旋转的现象比较突出，且11的近中有牙龈堆积的现象。现在需要控制11近中移动的力量，给予牙龈组织休整的时间。

临床处置： 该患者唇侧将原来使用2根橡皮链上下平行牵引部位，更换为0.25mm结扎丝拴系固位在11牵引钩与Nance托正畸支架上。保持目前11近中移动的效果，防止其反弹间隙复发增大。另外，着手处理11近中扭转的问题，在21的唇面及11舌面靠近其近中边缘各粘接了一个舌侧扣，挂上橡皮链进行弹力牵引，旨在通过11的近中唇向旋转移动来纠正11的扭转（图4-1-20e，绿色箭头处）。

拍摄患者临床处置后的牙𬌗像（图4-1-20）及X线片（图4-1-21）。

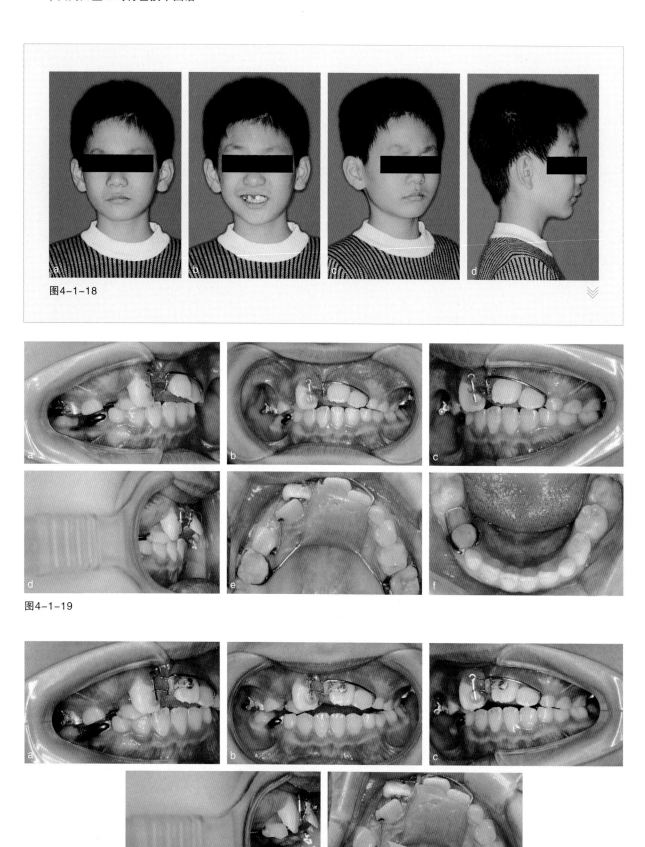

图4-1-18

图4-1-19

图4-1-20

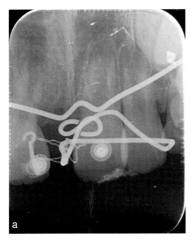
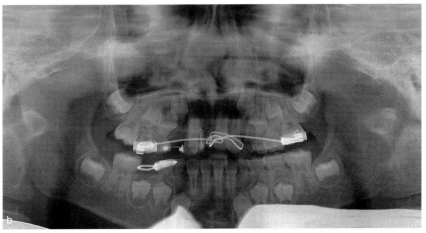

图4-1-21

矫治过程 -5

（2018-11-18）

常规拍摄患者面像（图4-1-22）及牙殆像（图4-1-23）。

复诊检查： 经上处理，11扭转已经获得纠正，与12的前后重叠仅剩1/4，由于12采用了结扎丝拴系固定措施，在11定向移动的过程中没有发生跟进移动与碰撞现象，获得预期的设计效果。另外，11近中移动已经靠近Nance托正畸支架的钢丝，换句话说，正畸支架的钢丝会阻挡11的继续近中定向移动，成为关闭剩余间隙的障碍。

临床处置： 我们及时打磨拆除了Nance托唇侧钢丝支架，在21唇侧牙冠舌侧扣的龈方粘接了一个游离牵引钩，使其正畸施力点靠其根方，尽量靠近该牙的阻抗中心，并且在其牙冠舌面的胶托上做了一个塑料舌侧扣。唇侧采用上下平行的2根橡皮链进行弹力牵引继续关闭间隙，舌侧11与21之间挂了1根橡皮链进行弹力牵引。

主要目的是既能施力关闭间隙，又能避免牙齿扭转的不利现象发生。

拍摄患者临床处置后的牙殆像（图4-1-24）。

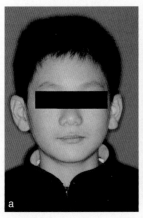
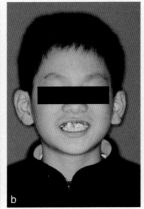
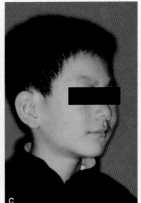
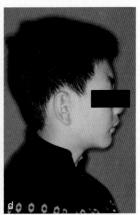

图4-1-22

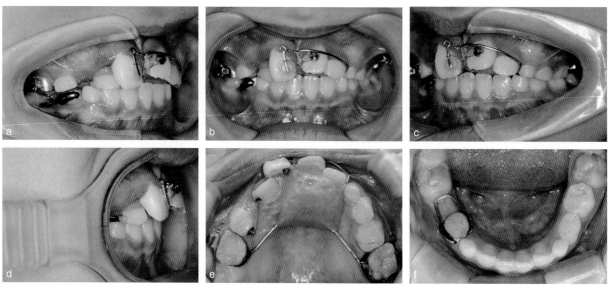

图4-1-23

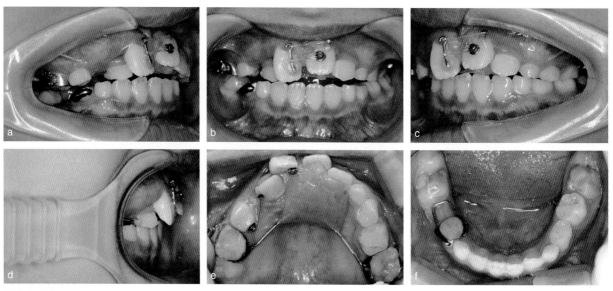

图4-1-24

矫治过程 -6

（2018-12-02）

常规拍摄患者面像（图4-1-25）及牙𬌗像（图4-1-26）。

复诊检查： 11、21宽大间隙已经关闭；11牙轴倾斜，其牙根偏向远中。11切缘伸长与21切缘高低不平、落差较大。12唇侧牙冠几乎全部露出来。至此，Nance托正畸支架组合装置的矫治任务已经完成。

现已进入粘接正畸托槽、采用固定矫治器技术实施排齐牙列、三维方向整平牙弓，精细调整牙位的治疗阶段。

临床处置： 拆除了该患者54、12-11及21唇舌侧正畸附件，金属舌侧扣及牵引钩。决定采用2×4矫治技术完成后续治疗任务。上颌4颗切牙唇面粘接了方丝弓金属托槽，使用0.012英寸镍钛圆丝排齐牙列。两侧后牙段配合使用了保护性编织结扎丝技术（图4-1-27e，绿色箭头处）。

拍摄患者临床处置后的牙𬌗像（图4-1-27）。

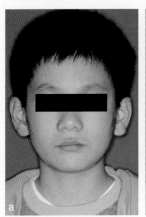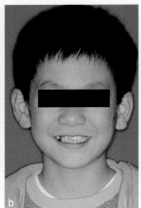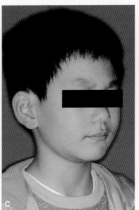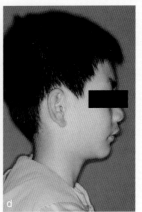

图4-1-25

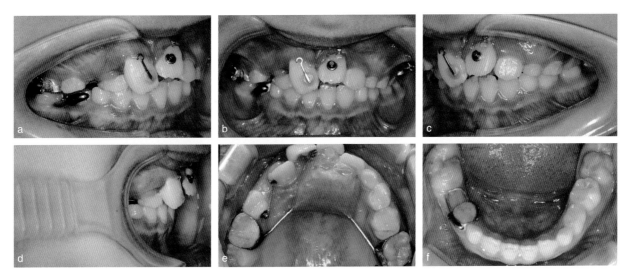

图4-1-26

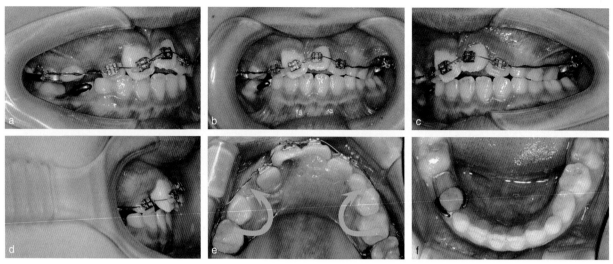

图4-1-27

矫治过程 -7

　　常规拍摄患者面像（图4-1-28）及牙殆像（图4-1-29）。

　　临床处置：这次复诊，磨断55、26磨牙带环与钢丝的连接部分，拆除了口里Nance托及连接钢丝。2×4矫治器更换0.014英寸镍钛丝排齐牙列，继续在两侧配合使用保护性编织结扎丝技术。

　　拍摄患者临床处置后的牙殆像（图4-1-30）。

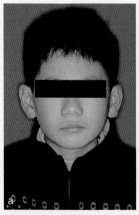
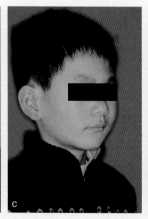
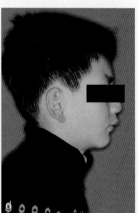

图4-1-28

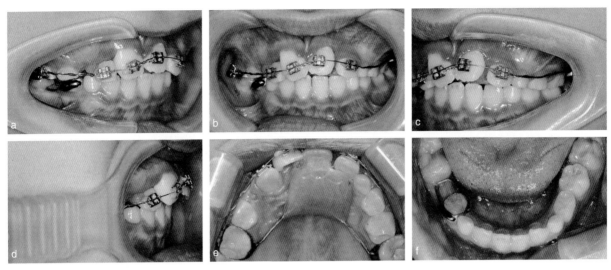

图4-1-29

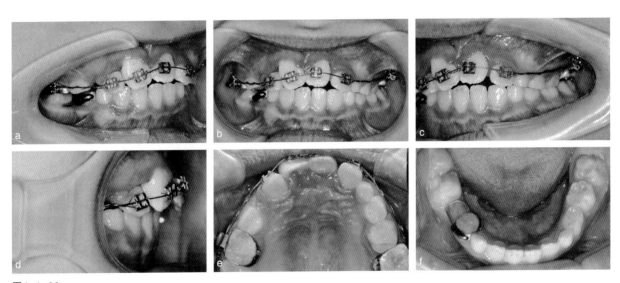

图4-1-30

矫治过程 –8

　　临床处置：这次复诊，检查见上颌4颗切牙较前排齐。2×4矫治器更换0.017英寸×0.025英寸镍钛方丝排齐牙列，继续在两侧配合使用保护性编织结扎丝技术。

　　拍摄患者临床处置后的面像（图4–1–31）及牙𬌗像（图4–1–32）。

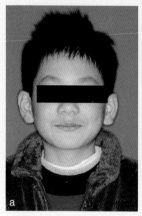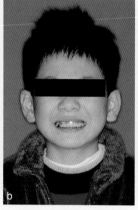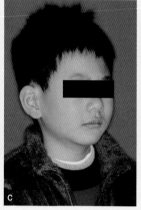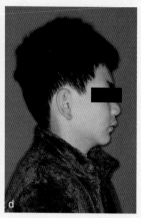

图4–1–31

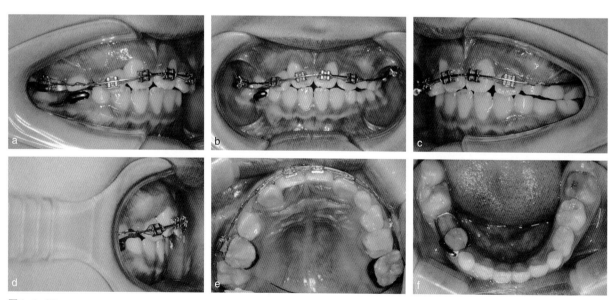

图4–1–32

矫治过程 –9

复诊检查：该患者11牙轴经使用镍钛方丝矫治较前排齐，11与21紧密接触，继续采用该手段使11牙根与21牙根平行，矫治难度不大。现在的问题是，12的牙根位于腭侧骨板，腭侧黏骨膜瓣明显隆起。如何将其牙根摆向唇侧移动到牙槽骨的松质骨里去，是正畸医生面临的挑战和担当。

拍摄患者临床处置后的面像（图4-1-33）、牙𬌗像（图4-1-34）及X线口腔全景片（图4-1-35）。

该患者12远侧的53（乳尖牙）脱落，无法粘接托槽或正畸附件，55远离12，即使55有正畸附件也使不上劲。

那么如何解决这个正畸难题呢？

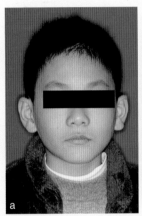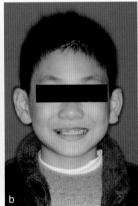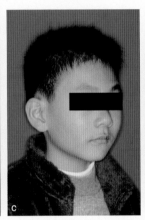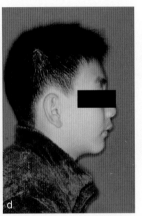

图4-1-33

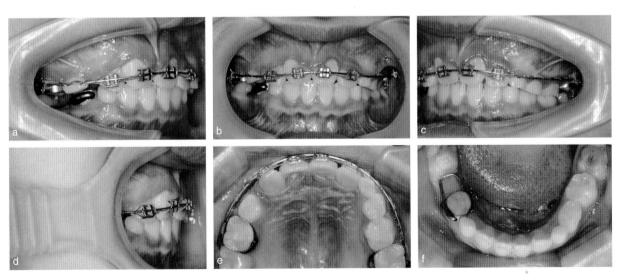

图4-1-34

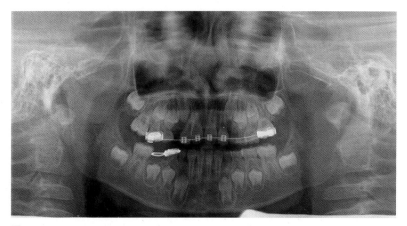

图4-1-35

矫治过程 –10

　　临床处置：本次复诊，我们更换了0.018英寸澳丝平弓，紧抵55与26的磨牙带环颊面管设置了停止曲，维持上颌牙弓长度。同时使用0.014英寸弯制了武氏正畸特色附件改良版九曲连环夹，原本应是一个品字形结构的装置，因为12的远中没有托槽，没有矫治装置固位的基牙，故改变设计，调整为一个较大的长方形"门框"与一个较小的方框结构。较大的长方形"门框"作为支抗承担部位，较小的方框作为实施矫治力控根移动的正畸附件。

　　拍摄患者临床处置后的面像（图4-1-36）及牙𬌗像（图4-1-37）。

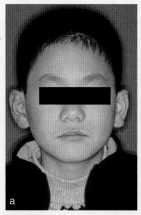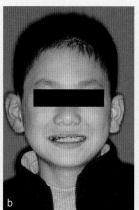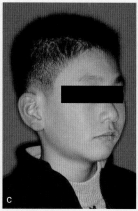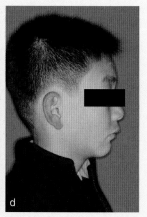

图4-1-36

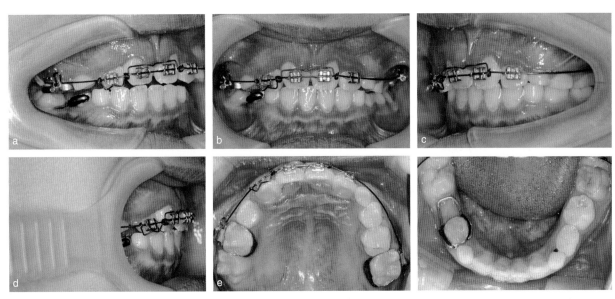

图4-1-37

矫治过程 -11

　　常规拍摄患者面像（图4-1-38）及牙𬌗像（图4-1-39）。

　　临床处置：患者间隔4周复诊，12经用正畸附件九曲连环夹已经显现效果，唇侧原本凹陷的骨板较前突出了一些。

　　本次复诊，我们采用光固化树脂衬垫技术给九曲连环夹加力，实施12控根移动（图4-1-40g，绿色箭头处）。

　　拍摄患者临床处置后的牙𬌗像（图4-1-40）。

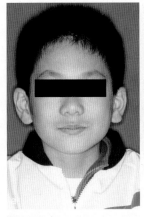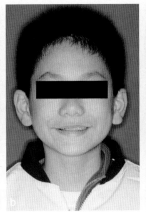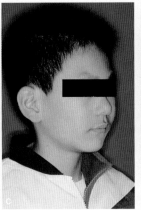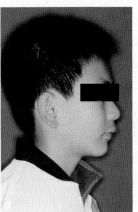

图4-1-38

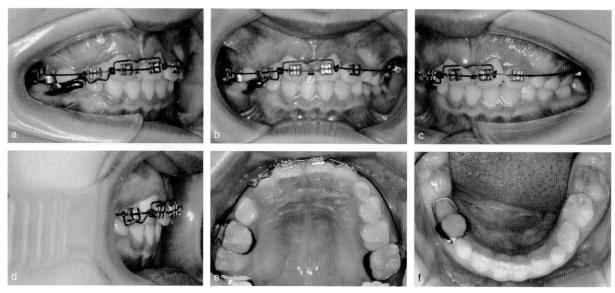

图4-1-39

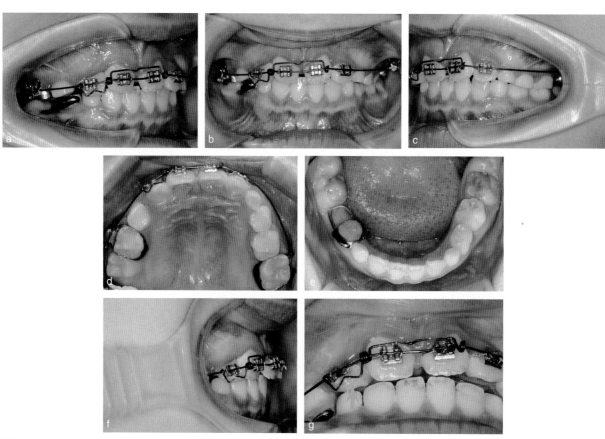

图4-1-40

矫治过程 –12

（2019-05-19）

　　常规拍摄患者面像（图4-1-41）及牙𬌗像（图4-1-42）。

　　临床处置：患者间隔4周复诊，12经用正畸附件九曲连环夹控根移动已经显现明显效果，腭侧原本隆起的黏骨膜瓣板较前变平缓了许多。

　　本次复诊，我们采用光固化树脂衬垫技术继续给九曲连环夹加力，实施12控根移动。

　　拍摄患者临床处置后的牙𬌗像（图4-1-43）。

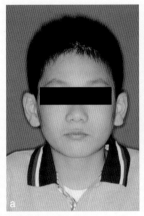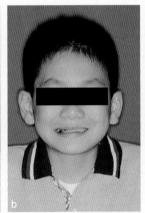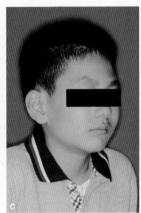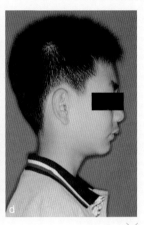

图4-1-41

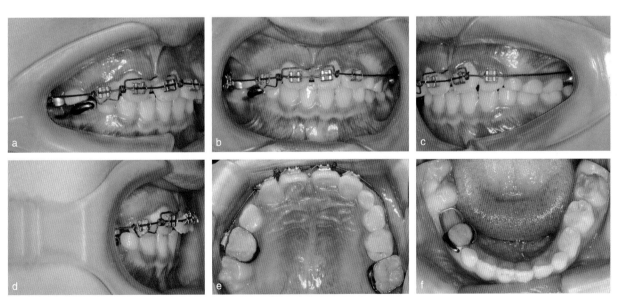

图4-1-42

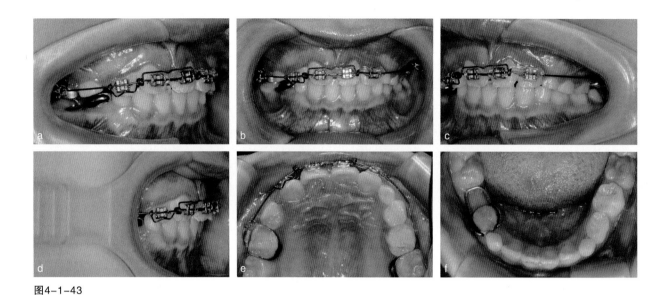

图4-1-43

矫治过程 –13

（2019–06–26）

　　临床处置：患者间隔5周复诊，12经用正畸附件九曲连环夹控根移动已经显现明显效果，唇侧原本凹陷的牙槽骨板较前丰满起来。

　　12牙根腭侧原本隆起的黏骨膜瓣现在与22牙根腭侧黏骨膜瓣组织基本平齐，经过使用九曲连环夹的控根移动获得良好的矫治效果。

　　本次复诊，我们没有给正畸附件九曲连环夹加力。只是将11与21进行了紧密的"8"字形结扎。

　　拍摄患者临床处置后的面像（图4-1-44）、牙𬌗像（图4-1-45）及X线口腔全景片（图4-1-46）。

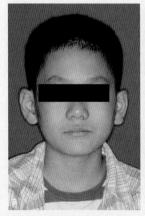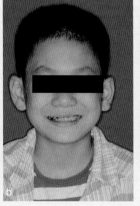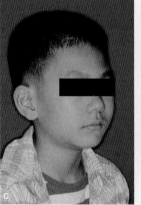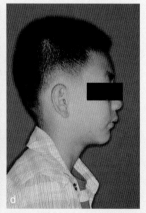

图4-1-44

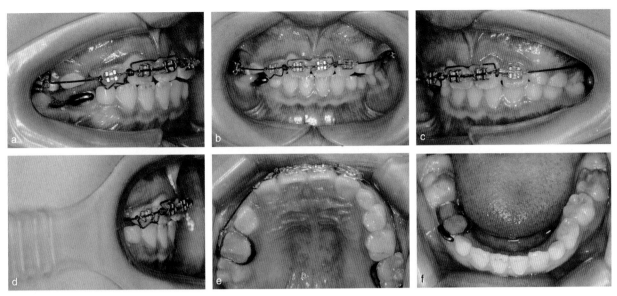

图4-1-45

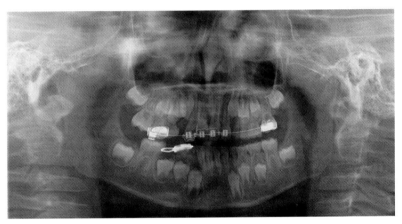

图4-1-46

矫治过程-14

（2019-09-07）

　　常规拍摄患者面像（图4-1-47）及牙殆像（图4-1-48）。

　　复诊检查：11与21接触紧密，12控根移动有点矫枉过正，其牙冠过于直立，比健侧22牙冠更偏向腭侧（图4-1-49e，绿色箭头处）。12唇侧牙根处牙槽骨丰满。

　　拍摄患者临床处置后的牙殆像（图4-1-49）及X线口腔全景片（图4-1-50）。

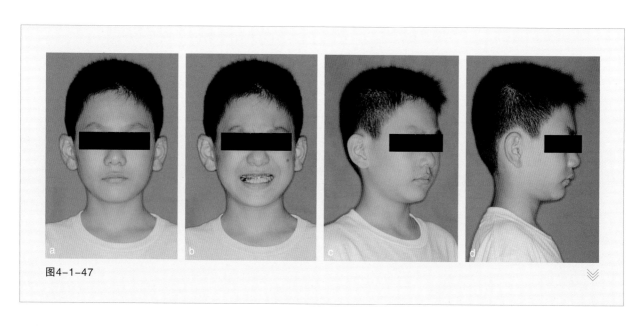

图4-1-47

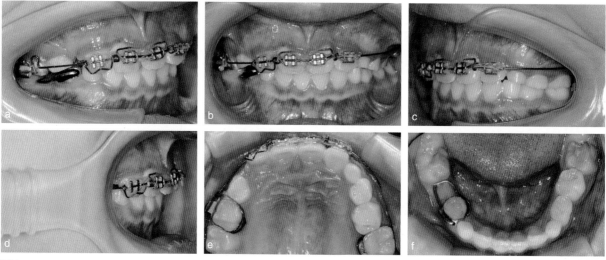

图4-1-48

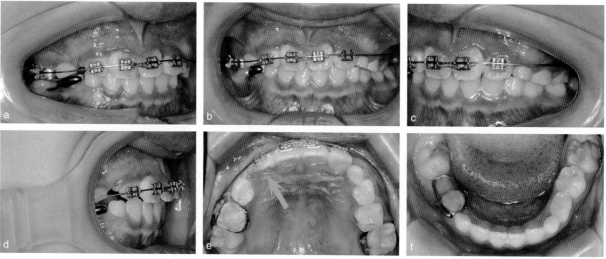

图4-1-49

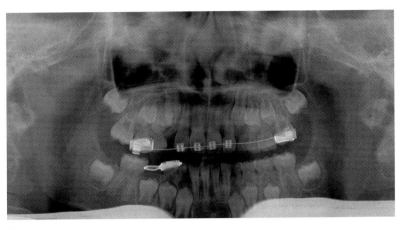

图4-1-50

矫治过程 -15

（2019-10-06）

复诊检查：患者上颌4颗切牙排列整齐，11、21接触紧密，12控根移动效果稳定。

临床处置：采用0.25mm结扎丝将4颗切牙紧密连续"8"字形结扎固定。

拍摄患者临床处置后的面像（图4-1-51）及牙殆像（图4-1-52）。

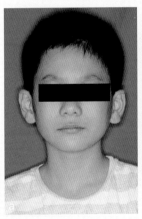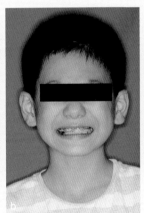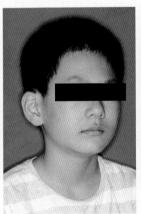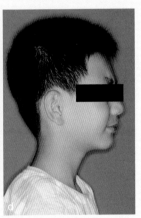

图4-1-51

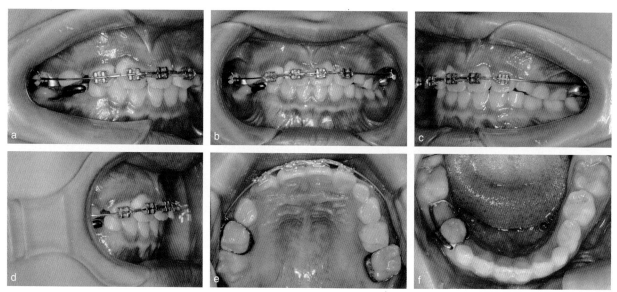

图4-1-52

矫治过程 –16

（2019-11-30）

复诊检查： 患者上颌4颗切牙排列整齐，11、21接触紧密，无缝隙。12控根移动效果稳定。

临床处置： 将原来4颗切牙紧密连续"8"字形结扎的结扎丝扎紧。

告知家长患者的矫治达到预期目标，嘱下次复诊拆除矫治器，进入保持阶段。

拍摄患者临床处置后的面像（图4-1-53）及牙𬌗像（图4-1-54）。

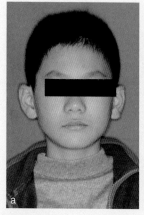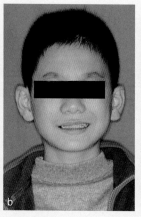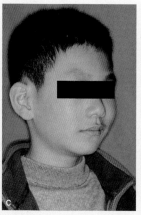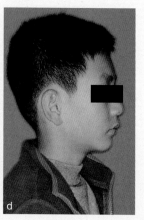

图4-1-53

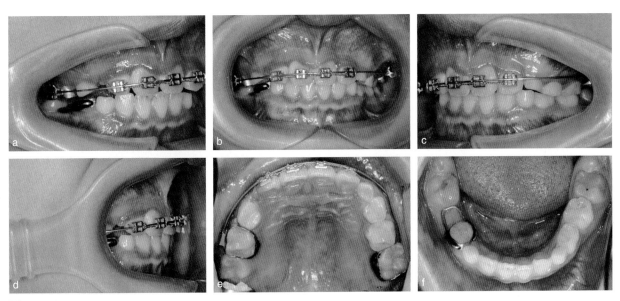

图4-1-54

矫治过程 -17

（2019-12-29）

临床处置：上颌4颗切牙舌侧面采用编织麻花丝光固化粘接技术固定在一起，拆除唇侧2×4矫治器（2颗磨牙带环及4个方丝弓托槽），打磨抛光4颗切牙牙冠的唇面。

拍摄患者临床处置后的面像（图4-1-55）、牙𬌗像（图4-1-56）及X线口腔全景片（图4-1-57）。

嘱家长及患者上颌切牙舌侧固定保持器注意事项，结束正畸治疗。

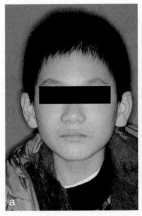
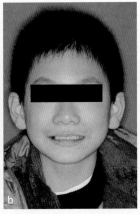
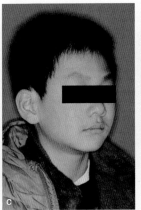
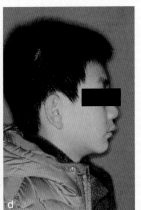

图4-1-55

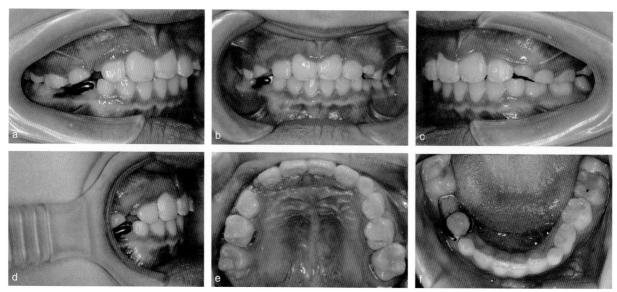

图4-1-56

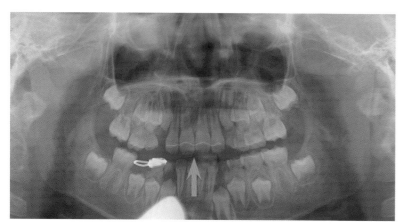

图4-1-57

正畸思维与矫治路径

这是一名特别罕见的上颌超级宽大中切牙间隙正畸案例，患者是个男孩，替牙期，就诊年龄6岁。

他的上颌两颗中切牙之间的间隙超过12mm，是因为长了2颗玉米粒大的奇异多生牙，拔除后留下的宽大间隙。

除了4颗第一恒磨牙萌出外，他的上下颌前牙各萌出4颗切牙。

右侧上颌侧切牙与中切牙前后向重叠排列，并且侧切牙近中1/3"跑到"中切牙的前面去了，在腭侧可以触摸到重叠侧切牙的牙根隆起部分。

显而易见，患者家长主要是因为孩子上颌切牙间的宽大间隙寻求正畸治疗的。

如何关闭上颌中切牙间异乎寻常的宽大间隙是摆在正畸医生面前的难题？

常规使用固定矫治器2×4矫治技术关闭上颌中切牙间隙，是一个选项。

使用橡皮链利用3颗切牙托槽上的弹性交互作用力，关闭间隙（右上侧切牙在中切牙腭侧不能粘托槽）。由于牙冠上的托槽不在牙齿的阻抗中心，在牵引过程中必然造成牙冠的近中倾斜，还要冒着重叠中切牙在近中移动过程中不时与侧切牙摩擦、碰撞，导致牙根吸收的风险。

由于交互作用力的存在。左侧中切牙会越过中线，偏向右侧，右侧重叠的切牙移动阻力较大，形成较大的支抗力量，会加大左侧中切牙向对侧移动的距离和速率，这些因素都会加重上颌牙列中线的偏斜。

如何解决这些不利的因素，解决正畸治疗中的难题？

作者创新研发设计了Nance托正畸矫治支架组合装置，较好地解决了这个问题。

该装置，不用粘接矫治托槽、不用正畸弓丝，却能使错位中切牙按照矫治设计预定目标实施平行整体移动，让右侧重叠的中切牙"大踏步"朝近中移动，左侧中切牙基本不动或微小移动，实现精准、定向量化移动牙齿，关闭超级宽的间隙的矫治目标。

使用Nance托正畸矫治支架是如何实现这些矫治目标的呢？

让该移动的牙移动，不该移动的牙尽量不移动或微小移动，让牙整体移动而不是倾斜移动呢？

首先我们用直径0.8mm不锈钢丝设计弯制了一个方框矫治支架，该支架实施矫治侧钢丝紧抵左侧中切牙近中边缘嵴并且靠近中切牙、相邻侧切牙牙颈部，在乳尖牙近中弯向腭侧，也就是说相对于固定矫治器牙齿托槽的粘接位置而言，矫治侧钢丝更靠近牙齿的阻抗中心。

换言之，左侧中切牙要往近中移动的道路被支架设置的不锈钢丝挡住了。

也就是捆绑住了，动也动不了。

另外，在腭侧支架的游离端钢丝与两侧磨牙带环的连接弓丝用自凝塑料胶托包埋固定在一起。

不同于传统Nance托仅仅抵住腭部软组织，我们设计的Nance托支架的塑料胶托铺到了上颌中切牙、侧切牙舌隆突上缘的牙面上，几乎靠近切缘。

而且该患者的中切牙与侧切牙的切缘不在一个平面上，铺设硬固的胶托形成阶梯状。这样形成的

正畸矫治支架，具有强稳定性，构成阻挡牙齿移动的屏障。

如何实施矫治力叫对侧的中切牙整体移动呢？

我们在右侧中切牙的牙冠唇面粘接了一个高位牵引钩。使其受力点靠近牙齿的阻抗中心，通过Nance托正畸支架与高位牵引钩之间挂橡皮链使右侧中切牙定向朝对侧移动。

在移动牙齿过程中，为了平衡稳定，采用了高、低位同时挂橡皮链弹力牵引技战术。

为了限制侧切牙的跟进移动，防止撞击损伤牙根，使用了舌侧扣结扎丝固定措施。在出现中切牙扭转时，及时采用腭侧粘接舌侧扣、交叉弹力牵引等方法进行。

在右侧中切牙近中移动与对侧中切牙接触，侧切牙被拴住的情况下，重叠中切牙朝近中移动，侧切牙唇面暴露。

此时粘接上颌4颗切牙托槽进入固定矫治器阶段，采用2×4矫治技术，先后使用镍钛丝圆丝、镍钛方丝排齐牙列。

此阶段需要重点解决的难点是，表面上排列整齐的上颌侧切牙的牙根留在腭侧的问题。

我们更换0.018英寸澳丝作为正畸主弓丝，用0.016英寸澳丝弯制九曲连环夹来进行侧切牙的控根移动，获得良好的控根移动效果。

保持阶段，采用舌侧麻花丝固定保持装置。

即在该患者上颌4颗切牙腭侧采用光固化粘接编织麻花丝固定技术。

矫治过程使用的特殊装置：

（1）Nance托正畸支架矫治器。

（2）武氏牵引钩。

（3）九曲连环夹。

（4）编织麻花丝固定保持器。

赠阅第4章案例2
请扫码浏览

5

三联别针簧正畸
临床案例

ANALYSIS OF CLINICAL
ORTHODONTIC CASE WITH TRIPLE
PIN UNITE SPRING APPLIANCE

📋 **案例 -1**

艺术三联别针簧矫治案例

该女孩，7岁，替牙列，除4颗第一恒磨牙萌出外，上颌2颗中切牙及下颌4颗切牙萌出。11近中舌侧扭转、偏舌向错位与41构成反𬌗关系（41远中唇向扭转），个别切牙反𬌗，属于儿童早期矫治范畴。家长矫治心情迫切，交代病情并对矫治方案进行沟通后，决定采用最简单的片段弓固定矫治器，仅使用2个托槽的艺术三联别针簧矫治器治疗。

常规拍摄患者面像（图5-1-1）、牙𬌗像（图5-1-2）、X线头颅定位侧位片（图5-1-3）及口腔全景片（图5-1-4）。患者初诊X线头影测量数据如图5-1-5所示。

临床处置： 11、21牙冠唇面粘接方丝弓金属托槽，采用0.017英寸×0.025英寸不锈钢方丝弯制艺术三联别针簧，装配矫治器。下颌36、46𬌗面用玻璃离子材料制作粘接式𬌗垫，垫开前牙反𬌗锁结关系，上下切缘之间空开距离约1.5mm；11、21托槽装配艺术三联别针簧矫治器，使用0.25mm结扎丝拴系托槽翼沟固定。嘱患者1周后复诊。

拍摄患者临床处置后的牙𬌗像（图5-1-6）。

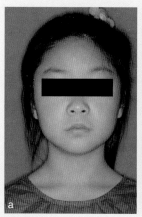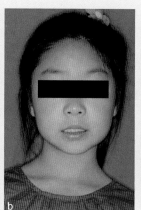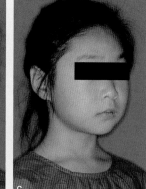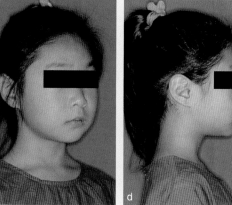

图5-1-1

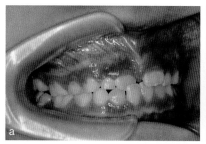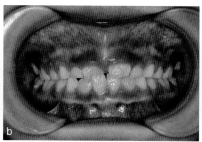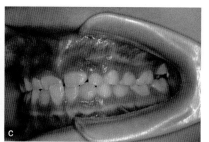

图5-1-2

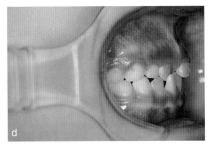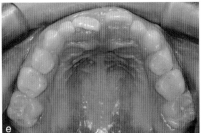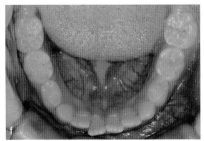

图5-1-2（续）

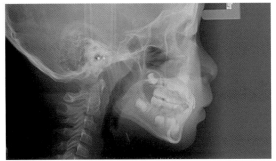

图5-1-3

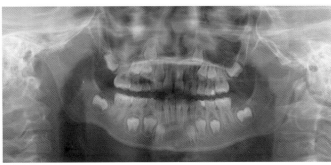

图5-1-4

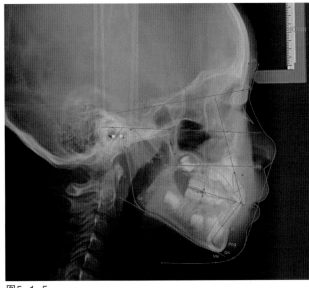

图5-1-5

分析方法	测量值	参考值	评测结果
骨性			
SNA	79.7	83.0°（±4.0）	上颌相对颅底位置正常
SNB	74.3*	80.0°（±4.0）	下颌后缩
ANB	5.4*	3.0°（±2.0）	骨性Ⅱ类倾向
MP-SN	38.6*	30.0°（±6.0）	下颌平面偏陡，高角倾向
FMA（MP-FH）	26.6*	26.8°（±3.0）	下颌平面陡度正常
GoGn-SN	38.1*	32.0°（±4.0）	下颌平面角偏大，高角倾向
牙性			
U1-SN	94.8*	106.0°（±6.0）	上颌中切牙直立或舌倾（SN）
L1-MP（deg）	100.1*	93.9°（±6.2）	下颌中切牙与下颌平面夹角正常
U1-L1	126.5	124.0°（±8.0）	上下颌中切牙夹角正常
Wits			
Wits	-1.5**	-2.2mm（±0.3）	骨性Ⅱ类倾向
软组织			
LL-EP	2.5	2.0mm（±2.0）	下唇到EP线距离正常
UL-EP	3.3*	1.0mm（±2.0）	上唇前突（EP）

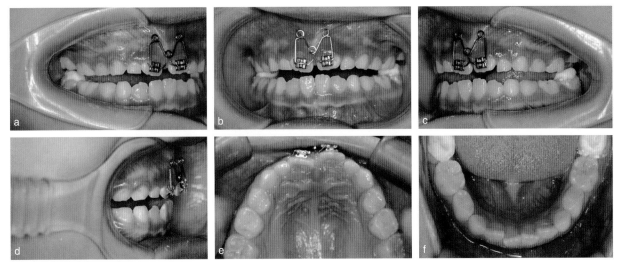

图5-1-6

矫治过程 -1

常规拍摄患者面像（图5-1-7）及牙𬌗像（图5-1-8）。

复诊检查：11已经唇向移动，近中舌向扭转状况也获得纠正，前牙反𬌗经过7天的艺术三联别针簧的治疗获得矫正，对于这样的结果，家长及患儿非常开心。

临床处置：拆除艺术三联别针簧矫治器，使用0.018英寸×0.025英寸不锈钢方丝，在11-21托槽远中缘画线做标记，弯制节段方丝纳入11-21托槽结扎固定，维持矫治效果。

嘱患者1个月后来医院复诊。

拍摄患者临床处置后的牙𬌗像（图5-1-9）。

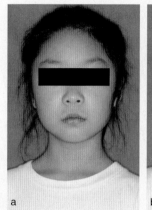 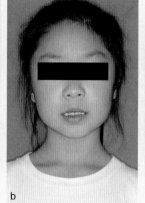 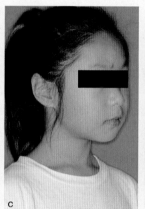 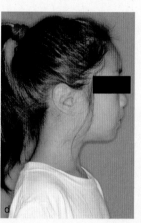

图5-1-7

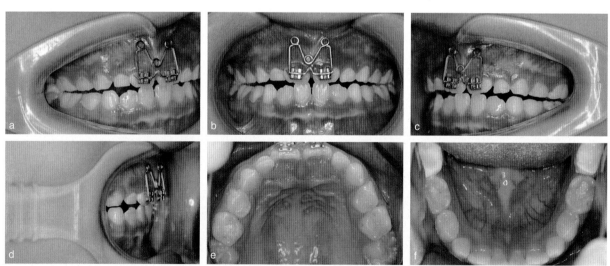

图5-1-8

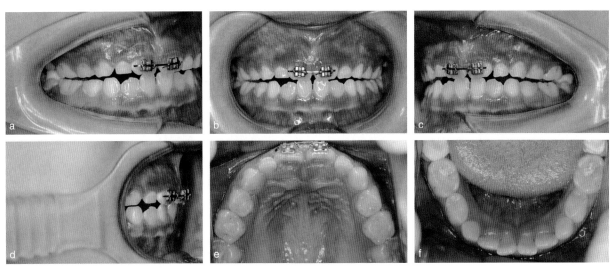

图5-1-9

矫治过程 -2

（2021-10-04）

　　临床处置：患者进食正常，感觉舒适，11-21之间有牙缝，影响美观。这次复诊，我们在11-21之间使用了橡皮链弹力牵引关闭牙缝。

　　拍摄患者临床处置后的面像（图5-1-10）及牙𬌗像（图5-1-11）。

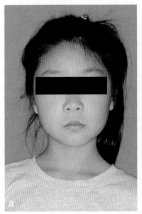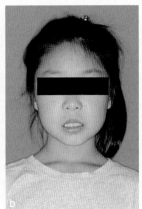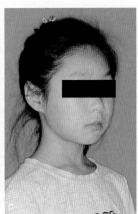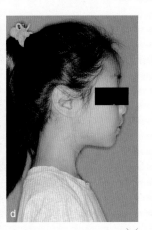

图5-1-10

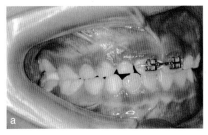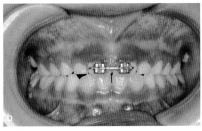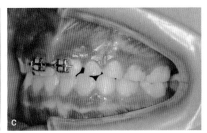

图5-1-11

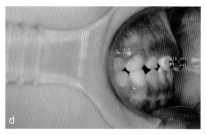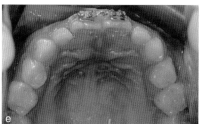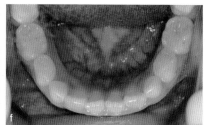

图5-1-11（续）

矫治过程 –3

（2022-02-13）

复诊检查：患者11-21之间牙缝已经关闭，个别切牙反𬌗矫治效果稳定，反𬌗矫正后，下颌4颗拥挤的切牙，去除了对颌切牙的咬合干扰后，也自然而然排齐了。

达到早期矫治预期目标，今天结束正畸治疗。

临床处置：11-21舌面，采用光固化技术粘接编织麻花丝，制作固定式舌侧保持器。拆除唇侧托槽及其附件，抛光牙面结束治疗。

患者下颌36、46𬌗面粘接式𬌗垫，嘱3个月左右来医院打磨拆除。

拍摄患者临床处置后的面像（图5-1-12）及牙𬌗像（图5-1-13）。

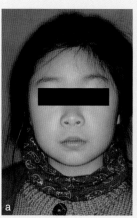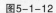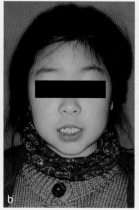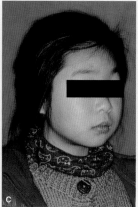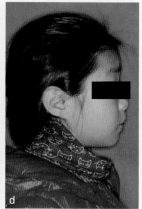

图5-1-12

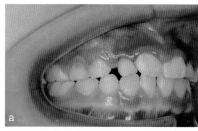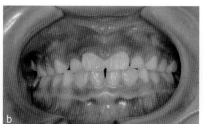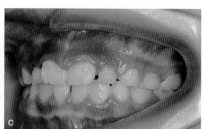

图5-1-13

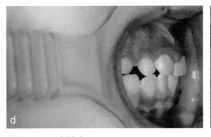 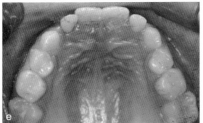 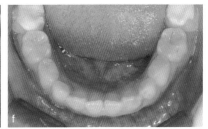

图5-1-13（续）

矫治过程 -4

（2023-01-29）

常规拍摄患者面像（图5-1-14）、牙𬌗像（图5-1-15）、矫治前X线头颅定位侧位片（图5-1-17）及口腔全景片（图5-1-18）。

临床处置：打磨拆除下颌36、46𬌗面粘接式𬌗垫。拍摄患者临床处置后的牙𬌗像（图5-1-16）。患者矫治后X线头影测量数据如图5-1-19所示。患者矫治前后X线头影测量重叠图如图5-1-20所示。

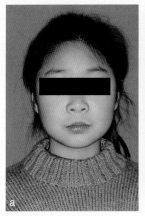 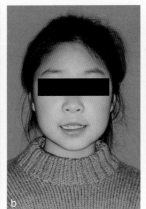 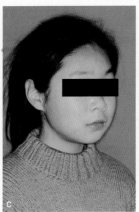 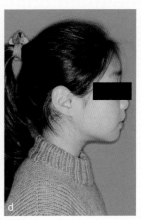

图5-1-14

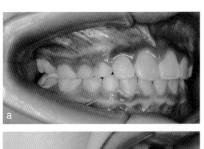 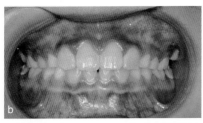 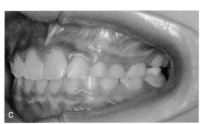

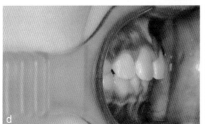 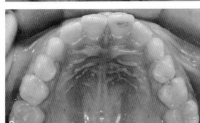 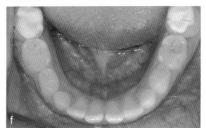

图5-1-15

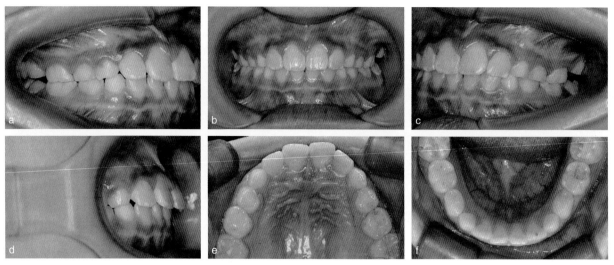

图5-1-16

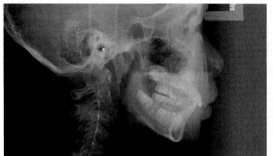

图5-1-17   图5-1-18

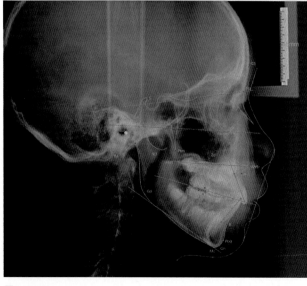

图5-1-19

分析方法	测量值	参考值	评测结果
骨性			
SNA	79.3	82.0°（±4.0）	上颌相对颅底位置正常
SNB	74.5*	80.0°（±4.0）	下颌后缩
ANB	4.8	3.0°（±2.0）	骨性Ⅰ类
MP-SN	38.4*	30.0°（±6.0）	下颌平面偏陡，高角倾向
FMA（MP-FH）	30.2*	26.8°（±3.0）	下颌平面偏陡，高角倾向
GoGn-SN	37.6*	32.0°（±4.0）	下颌平面角偏大，高角倾向
牙性			
U1-SN	99.0*	106.0°（±6.0）	上颌中切牙直立或舌倾（SN）
U1-L1	126.0	124.0°（±8.0）	上下颌中切牙夹角正常
IMPA（L1-MP）	96.6	94.7°（±5.2）	下颌中切牙与下颌平面夹角正常
Wits			
Wits	−0.5***	−2.2mm（±0.3）	骨性Ⅱ类倾向
软组织			
LL-EP	2.5	2.0mm（±2.0）	下唇到EP线距离正常
UL-EP	3.7*	1.0mm（±2.0）	上唇前突（EP）

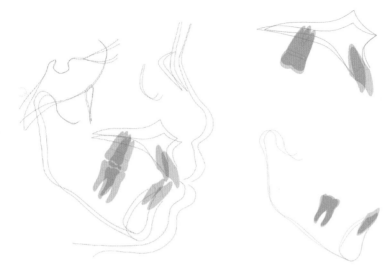

图5-1-20

矫治体会

　　这是一名7岁的小女孩，替牙早期患者，上下中切牙换牙期间出现个别牙反𬌗，影响容貌及咀嚼食物，并且咬合时错位的上颌切牙对下颌相对应的切牙挤压也是一个创伤，已经造成了下颌切牙的唇倾，家长带着孩子来医院正畸科就诊，该案例属于儿童早期矫治范畴。需要采用简单有效的方法进行处理。

　　作者根据儿童错𬌗畸形特点，针对性设计了艺术三联别针簧矫治器，下颌磨牙使用玻璃离子材料制作了粘接式𬌗垫，垫开前牙反𬌗锁结，为11的唇展、归位提供必要的条件。矫治反𬌗仅用了7天时间，首先解决了患者切牙的反𬌗问题。后续使用了0.018英寸×0.025英寸不锈钢方丝作为片段弓保持器，维持矫治效果，让11有良好骨组织改建时间，并在此基础上使用橡皮链关闭了11-21之间的牙缝。保持阶段使用了舌侧隐形麻花丝固定保持器，获得既美感又稳定的保持效果。

　　艺术三联别针簧是儿童早期矫治个别牙反𬌗的一个挺实用的技术。简单、快捷、效果好。

　　正畸小贴士： 该患者上颌两颗中切牙的牙冠高度萌出不够，正畸医生弯制的艺术三联别针簧有点过长，实际上可以弯制的尺寸稍小一点。

赠阅第5章案例2
请扫码浏览

6

"小背带"矫治器正畸临床案例

ANALYSIS OF CLINICAL
ORTHODONTIC CASE WITH SMALL
STRAP APPLIANCE

这是一例替牙期上颌中切牙外翻案例，该患者男性，就诊年龄8岁。上颌11、21远中唇向扭转，2颗牙齿相交接近90°，旁边的乳侧切牙52、62不松动。

正畸思维

显然，要将11、21扭正排齐，需要提供适宜空间位置。矫治设计拔除52、62是一个合理的方案。那么采用什么方法来矫治11、21的扭转，这是正畸医生考虑的问题。有的医生提出使用方丝三联别针簧，显然不合适，因为错位牙齿扭转的角度大，单单将方丝三联别针簧的横臂纳入正畸托槽就很困难，扭矩太大，会将托槽崩掉。有的医生提出采用2×4矫治技术，同样因为错位牙齿扭转角度过大，镍钛丝纳入正畸托槽有一定困难。也有的医生提出使用活动矫治器双曲舌簧。

如何解决该患者的切牙外翻问题呢？作者另辟蹊径、创新设计了一条不用正畸托槽、不用活动矫治器双曲舌簧附件的矫治装置。

这个矫治装置装配在患者的口内，很像儿童的背带裤，我身边的学生形象地把这套矫治装置，叫作"小背带"矫治器，该患者的矫治经历，我们把它叫作"小背带"的故事。

大家一定疑惑不用正畸托槽、不用矫治弓丝、不用活动矫治器，如何将该患者的上颌外翻切牙扭正排齐？

带着疑问请看下面的矫治过程。

📋 案例

初次接诊（2019-03-09）

常规拍摄患者面像（图6-1）、牙𬌗像（图6-2）、X线头定位侧位片（图6-3）及口腔全景片（图6-4）。

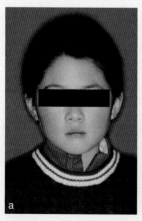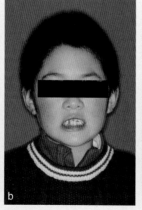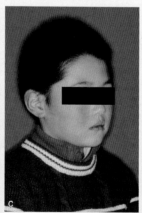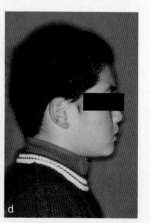

图6-1

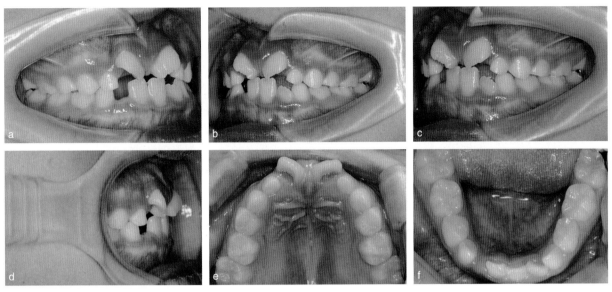

图6-2

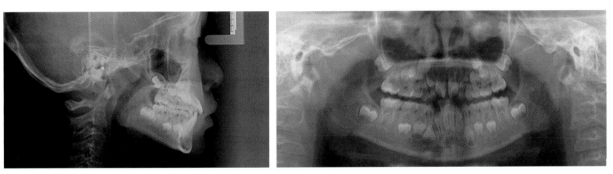

图6-3   图6-4

矫治过程 -1

（2019-03-19）

常规拍摄患者面像（图6-5）及牙殆像（图6-6）。

按照矫治设计方案，我们拔除了52、62，为11、21的外翻纠正提供必要的条件，装配了一个新颖的Nance托改良装置，前方这个胶托的形状是个横着摆放的长方形，两侧的塑胶铺到乳尖牙-第一乳磨牙-第二乳磨牙的舌侧边缘，胶托的前端设置了一个钢丝方框支架，有点类似开瓶盖的瓶起子。这个方框的前端钢丝略微带点凹弧，紧抵住11、21的近中边缘嵴，凹弧卡住牙齿的边缘嵴。在两侧距离乳尖牙舌侧面约3mm的胶托处用0.8mm不锈钢丝各自制作了牵引钩（图6-6e，绿色箭头处）。

临床处置： 在患者11及21牙冠唇面靠近边缘嵴中点处通过光固化树脂制作了舌侧扣，然后在11及21舌侧扣分别与口内靠近两侧乳尖牙处胶托上的牵引钩之间挂橡皮链，实施矫治力。每侧弹力牵引力值控制在60g左右。嘱患者1周后复诊。

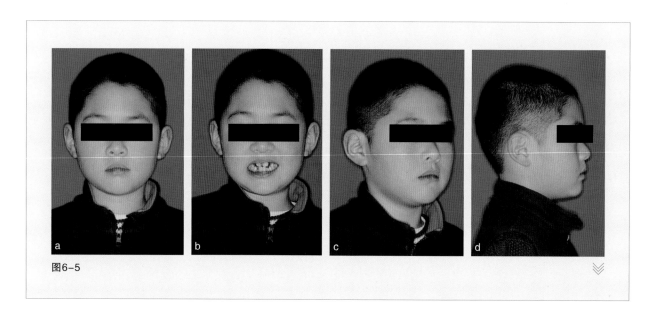

图6-5

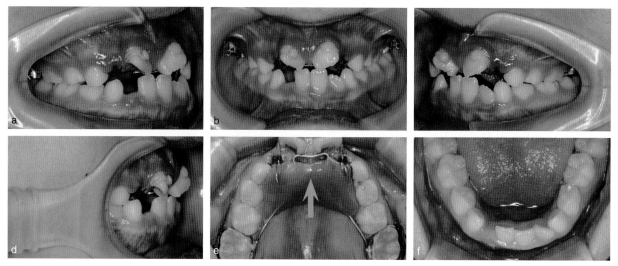

图6-6

矫治过程 –2

（2019-03-25）

　　常规拍摄患者面像（图6-7）及牙殆像（图6-8）。

　　复诊检查：经"小背带"装置治疗1周，11、21外翻状况获得改善，从图6-8e上颌牙弓照片观察11及21的切缘几乎在一条直线上。这次复诊，我们变换了牵引方式，改为交叉弹力牵引，即右侧11唇面舌侧扣与口内胶托左侧牵引沟之间挂橡皮链，左侧21唇面舌侧扣与口内胶托右侧牵引沟之间挂橡皮链（图6-8e，绿色箭头处）。

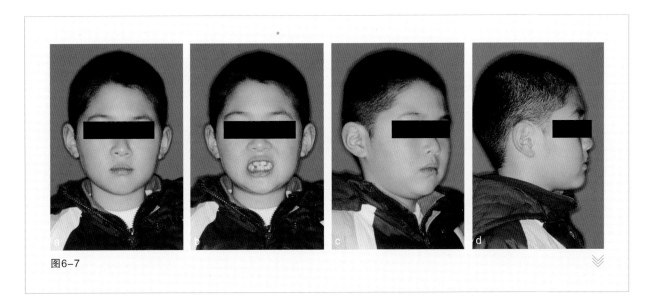

图6-7

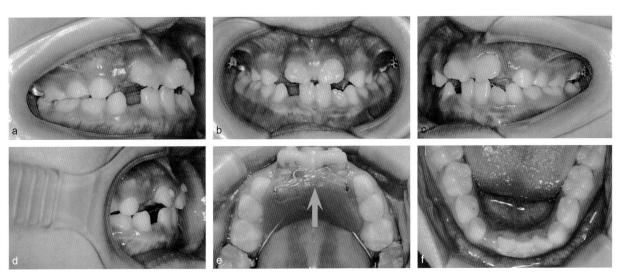

图6-8

矫治过程 -3

（2019-03-30）

矫治效果稳定，11、21扭转获得较大改善，两颗中切牙的唇面几乎在一条直线上。

临床处置： 继续更换橡皮链牵引。

拍摄患者临床处置后的面像（图6-9）及牙𬌗像（图6-10）。

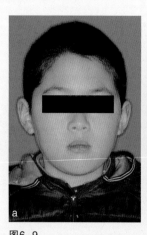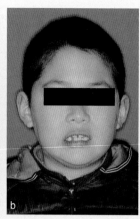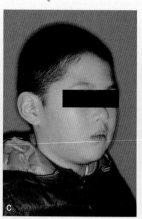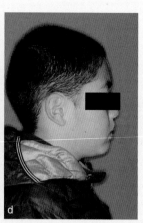

图6-9

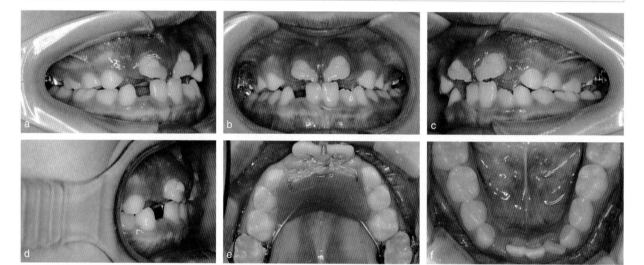

图6-10

矫治过程 -4

（2019-04-07）

常规拍摄患者面像（图6-11）、牙𬌗像（图6-12）及X线口腔全景片（图6-13）。

复诊检查： 间隔19天复诊，见11及21完全纠正过来了，甚至有点过矫正（图6-12e）。过矫正是减少乃至防止反弹复发的一种策略。

临床处置： 拆除交叉牵引橡皮链，将唇侧舌侧扣与腭侧胶托牵引钩之间改为用双股0.25mm结扎丝同侧直线拴系固定，同时在11及21牙冠舌面铺垫自凝塑料，保持11及21目前的矫治效果。有利于牙槽骨组织改建。

嘱患者5周后复诊。

拍摄患者临床处置后的牙𬌗像（图6-14）。

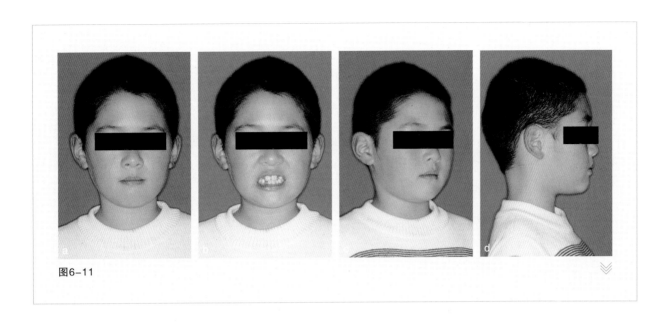

图6-11

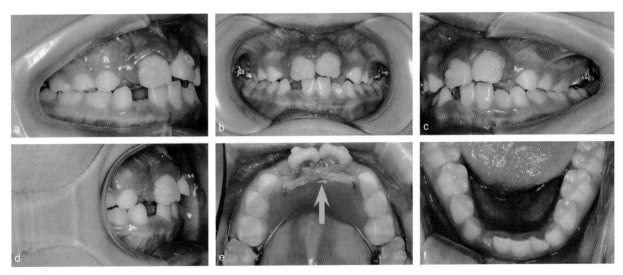

图6-12

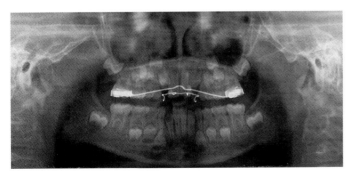

图6-13

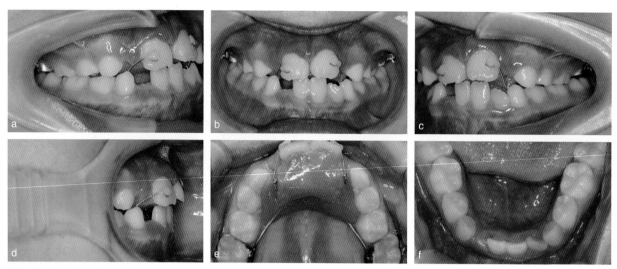

图6-14

矫治过程 –5

（2019-05-11）

常规拍摄患者面像（图6-15）、牙𬌗像（图6-16）、X线头颅定位侧位片（图6-17）及口腔全景片（图6-18）。

复诊检查： 患者日常生活情况良好，咀嚼功能无异常，检查牙齿不松动。"小背带"矫治装置固位稳定。

临床处置： 唇侧舌侧扣与腭侧胶托牵引钩之间双股0.25mm结扎丝拴系固定牢靠。

目前予以观察，没有做任何处理。

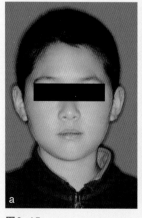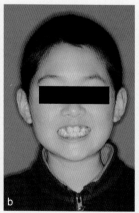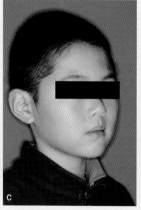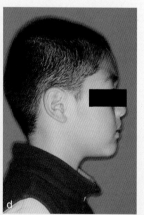

图6-15

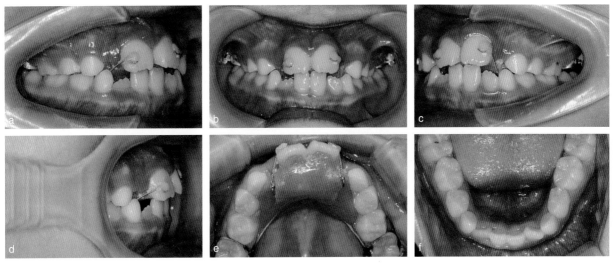

图6-16

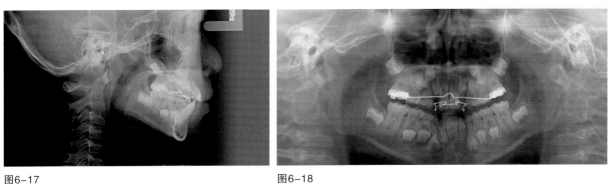

图6-17   图6-18

矫治过程 -6

（2019-06-15）

　　常规拍摄患者面像（图6-19）、牙𬌗像（图6-20）及X线口腔全景片（图6-21）。

　　复诊检查：患者口腔卫生良好，进食正常，"小背带"矫治装置固位稳定。这次复诊无特殊处理。

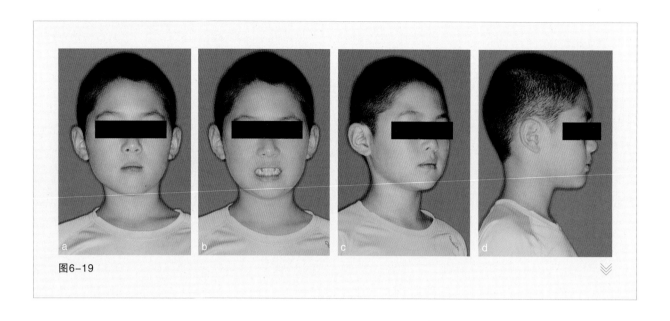

图6-19

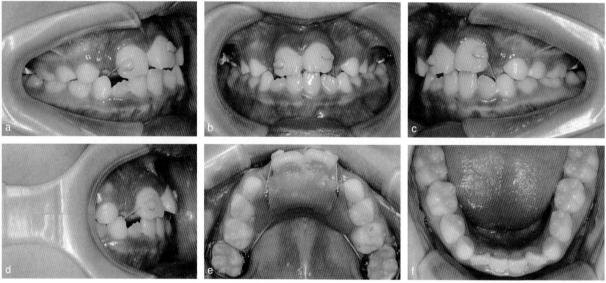

图6-20

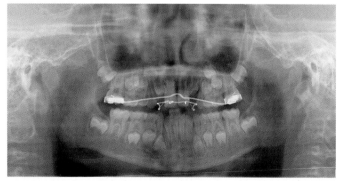

图6-21

矫治过程 -7

常规拍摄患者面像（图6-22）及牙殆像（图6-23）。

复诊检查：11、21不松动，小背带矫治装置稳定。自2019年4月7日上颌11、21矫正后后采取0.25mm结扎丝拴系结扎，及其牙冠舌侧铺塑胶固定至今已经5个月。达到预期效果。

临床处置：今天拆除口内小背带矫治装置，上颌11及21粘接方丝弓托槽使用0.016英寸澳丝片段弓结扎保持。

拍摄患者临床处置后的牙殆像（图6-24）。

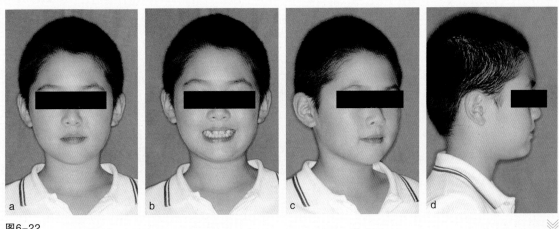

图6-22

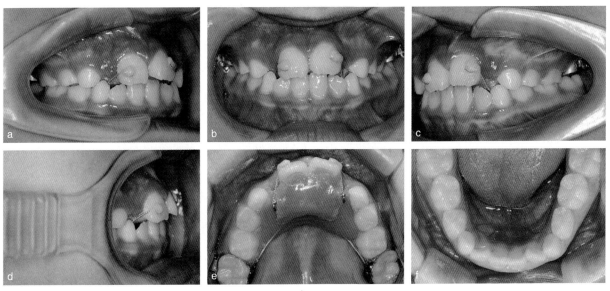

图6-23

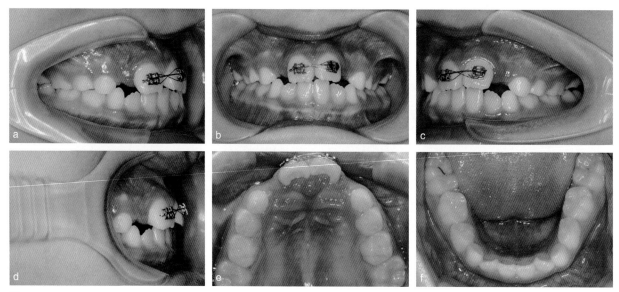

图6-24

矫治过程 –8

（2019-10-06）

　　复诊检查：间隔4周复诊。11及21较前排齐。口腔软组织形态质地正常。11及21托槽更换0.018英寸澳丝片段弓维持效果。

　　拍摄患者临床处置后的面像（图6-25）及牙𬌗像（图6-26）。

　　嘱5周后复诊。

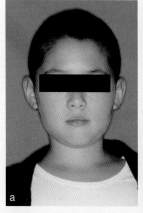
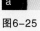
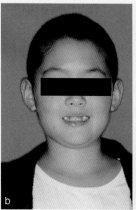
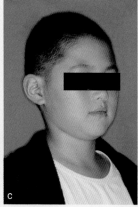
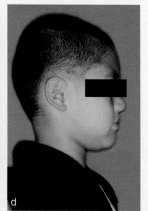

图6-25

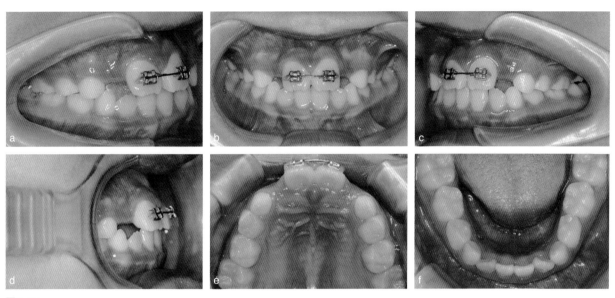

图6-26

矫治过程 –9

　　复诊检查：11及21排列整齐，牙齿不松动。

　　临床处置：11及21牙冠舌侧采用光固化技术粘接编织麻花丝做固定保持器，同时将唇侧托槽及弓丝拆除。打磨抛光11及21牙冠唇面。嘱有关注意事项，结束早期矫治。

　　拍摄患者临床处置后的面像（图6-27）及牙𬌗像（图6-28）。

　　附录："小背带"矫治装置的制作步骤（图6-29）。

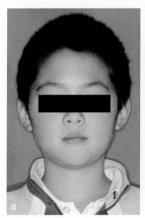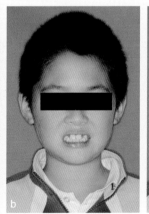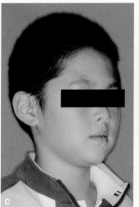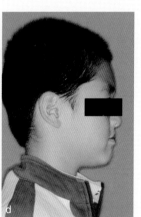

图6-27

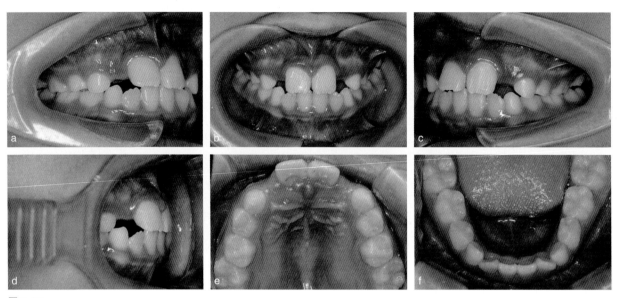

图6-28

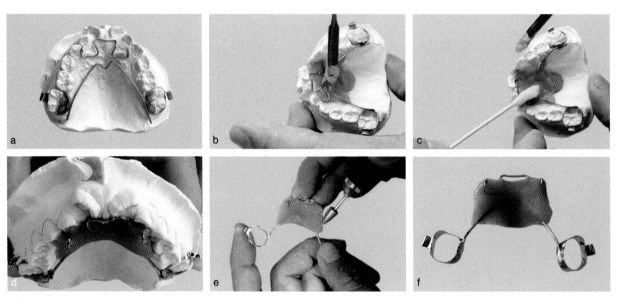

图6-29

矫治体会

这是一例替牙期上颌中切牙外翻案例，该患者男性，就诊年龄8岁。属于儿童早期矫治范畴。上颌11、21远中唇向扭转，2颗牙齿相交接近90°，是一个牙齿严重扭转病例，该患者中切牙旁边的乳侧切牙52、62不松动。

显然，要将11、21扭正排齐，需要提供适宜的空间位置。矫治设计拔除52、62是一个合理的方案。如何解决该患者的上颌中切牙严重外翻问题呢？作者另辟蹊径、创新设计了一条不用正畸托槽、不用活动矫治器双曲舌簧附件的矫治装置。

作者在患者口内装配了一个新颖的Nance托改良装置，胶托的形状是个横着摆放的长方形，胶托的前端设置了一个钢丝方框支架，有点类似开瓶盖的瓶起子。这个方框的前端钢丝略微带点凹弧，紧抵住11、21的近中边缘嵴，凹弧卡住牙齿的边缘嵴。在两侧距离乳尖牙舌侧面约3mm的胶托处用0.8mm不锈钢丝各自制作了牵引钩；在患者11及21牙冠唇面靠近边缘嵴中点处通过光固化树脂制作了舌侧扣，然后在11及21舌侧扣分别与口内靠近两侧乳尖牙处胶托上的牵引钩之间挂上橡皮链，实施矫治力。

通过多次复诊，逐渐调整适宜正畸力度及弹力附件牵引方式，将严重扭转的上颌中切牙摆正过来。

这个矫治装置装配在患者的口内，很像儿童的背带裤，我身边的学生形象地把这套装置，叫作"小背带"矫治器，该患者的矫治经历，证实我们创新设计的小背带矫治器为儿童上颌切牙的严重外翻矫治提供了一条可行的新路径。

7

利用替牙期剩余间隙矫治牙列拥挤正畸临床案例

TREATMENT OF DENTAL
CROWDING WITH RESIDUAL SPACE
IN MIXED DENTITION

初次接诊（2015-08-16）

常规拍摄患者面像（图7-1）、牙殆像（图7-2）、X线头颅定位侧位片（图7-3）及口腔全景片（图7-4）。

矫治前X线头影测量数据如图7-5所示。

这是一名替牙晚期的患者，就诊年龄11岁，表现为牙列拥挤，两侧牙弓中段咬不到东西。左下乳磨牙刚刚脱落，要求排齐牙列，前来就诊。

临床检查：侧貌直面型，颜面基本对称，混合牙列，13唇向低位，55、85未脱落，75刚刚脱落，右侧磨牙中性偏近中，左侧磨牙中性关系，13-14与43-44-85呈现开殆状况；23-24-25与33-34-35呈现开殆状况（35刚刚替换只冒出牙尖）。

临床诊断：安氏Ⅰ类错殆，骨性Ⅰ类，牙列轻度拥挤，替牙晚期错殆，55、85未脱落。

矫治方案：总的正畸思路为不拔牙矫治，利用替牙剩余间隙排齐拥挤牙列。

（1）维持上下牙弓长度，上颌装配Nance托装置维持上牙弓长度，利用55替换剩余间隙排齐牙列，并调整磨牙、前磨牙及尖牙咬合关系。下颌装配固定式舌弓，维持下颌牙弓长度，利用75（刚脱落）、85替换剩余间隙，排齐下前牙拥挤牙列，调整上下尖牙及后牙咬合关系。

（2）使用方丝弓矫治器，排齐牙列、整平牙弓。

（3）前牙获得正常的覆殆、覆盖关系，磨牙达到中性关系。

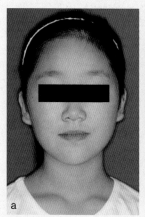 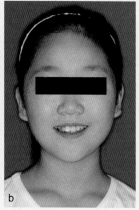 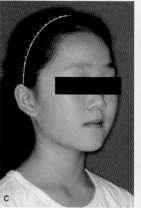 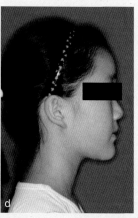

a b c d

图7-1

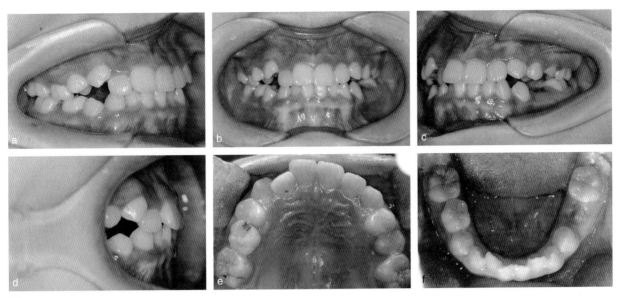

图7-2

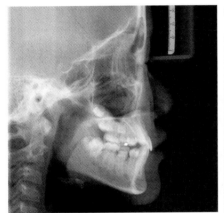

图7-3

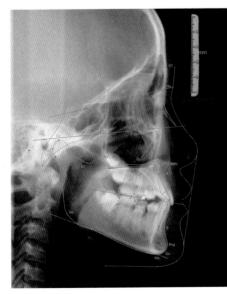

图7-5

图7-4

分析方法	测量值	参考值	评测结果
骨性			
SNA	77.2°	83.0°（±4.0）	上颌后缩
SNB	76.7	80.0°（±4.0）	下颌相对颅底位置正常
ANB	0.6°	3.0°（±2.0）	骨性Ⅲ类倾向
MP-SN	35.9	30.0°（±6.0）	下颌平面陡度（SN）正常
FMA（MP-FH）	27.9	26.8°（±3.0）	下颌平面陡度正常
GoGn-SN	35.1	32.0°（±4.0）	下颌平面角正常
牙性			
U1-SN	103.4	106.0°（±6.0）	上颌中切牙到SN平面夹角正常
L1-MP（deg）	89.8	93.9°（±6.2）	下颌中切牙与下颌平面夹角正常
U1-L1	130.9	124.0°（±8.0）	上下颌中切牙夹角正常
Wits			
Wits	-4.6***	-2.2mm（±0.3）	骨性Ⅲ类倾向
软组织			
LL-EP	-0.3°	2.0mm（±2.0）	下唇后缩（EP）
UL-EP	-1.1°	1.0mm（±2.0）	上唇后缩（EP）

矫治过程 –1

（2015–08–27）

常规拍摄患者面像（图7-6）及牙殆像（图7-7）。

临床处置：上颌装配固定式Nance托，下颌装配固定式舌弓，维持现有牙弓长度。上下牙列粘接武氏直丝弓托槽，0.012英寸镍钛圆丝排牙，为了防止正畸弓丝的滑动，上下切牙托槽间分别使用光固化树脂定位珠（图7-7b，绿色箭头处），55、75、85处没有粘接正畸托槽，但分别使用了保护性编织结扎技术（图7-7f，绿色箭头处）。

正畸小贴士：保护性编织结扎丝主要适用于镍钛丝排牙阶段某些病例，如第一磨牙因晚期龋病拔除或第二前磨牙萌出高度不足以粘接托槽，致使第一磨牙前弓丝空段距离较大，在咀嚼压力下，常使镍钛丝末端滑出颊面管，刺伤软组织，影响矫治效果。

保护性编织结扎丝能有效防止矫治弓丝滑脱，维持弓型的稳定，利于拥挤的牙列排齐，保障矫治质量。操作时注意应采用0.25mm的结扎丝，穿过磨牙颊面管，先用手交叉打几个结，其长度相当于磨牙颊面管近中缘与最后一个牙齿托槽间距1/3，然后将结扎丝一端穿过镍钛丝打几个结，使结扎丝与镍钛丝缠绕编织在一起，其末端与相邻2~3颗牙齿托槽连续"8"字形结扎。

近年来，随着武氏正畸蛤蟆弓技术的普及及广泛应用，保护性结扎丝在镍钛丝排齐牙列阶段，也派上了用场。

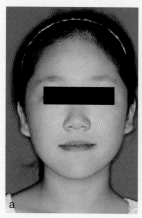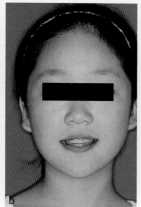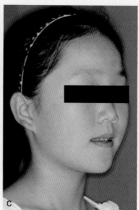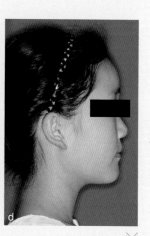

图7-6

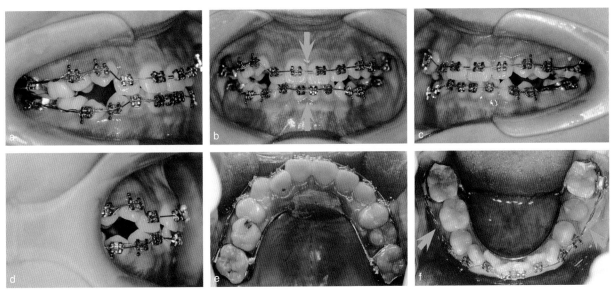

图7-7

矫治过程 -2

常规拍摄患者面像（图7-8）及牙𬌗像（图7-9）。

这次复诊，拔除了未脱落的乳磨牙55、85，可以提供替牙剩余间隙，有利于排齐拥挤的牙列。

特别提醒：我们是在先装配Nance托与固定式舌弓，采用了维持上下颌牙弓长度的正畸措施之后，才实施拔牙手术。如果先拔除55、85，第一恒磨牙会自然而然地发生近中移动，必定会丢失一部分宝贵的剩余间隙。

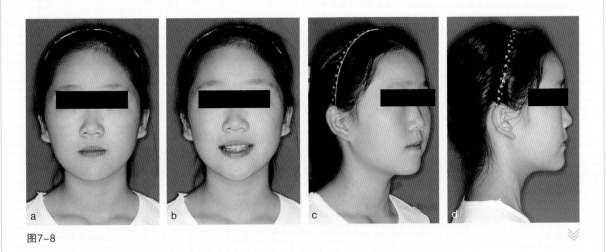

图7-8

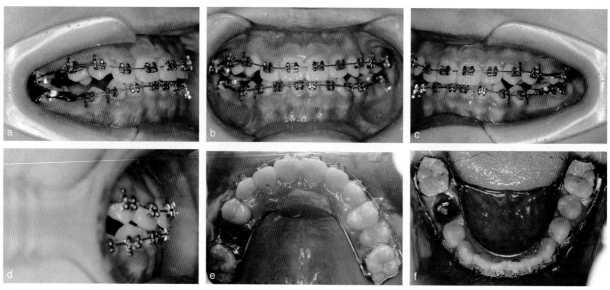

图7-9

矫治过程 -3

（2015-10-17）

常规拍摄患者面像（图7-10）及牙𬌗像（图7-11）。

间隔4周复诊，经拔除55、85后，利用替牙剩余间隙，牙列拥挤很快获得改善，不仅排齐，而且整平了牙弓，两侧牙弓中段的咬合接触不良（开𬌗状况）也有明显变化。

临床处置：上颌更换0.016英寸澳丝排牙，在16、26磨牙带环颊面管近中设置了停止曲（协同维持上颌牙弓长度），保障15的萌出通道。下颌更换0.016英寸镍钛丝继续排牙，同时下颌牙弓两侧后牙段使用了保护性结扎丝。

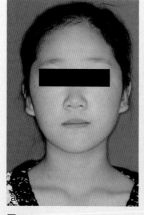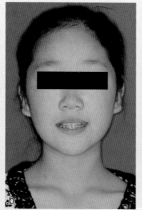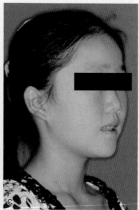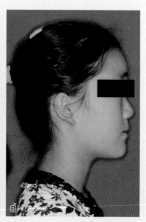

图7-10

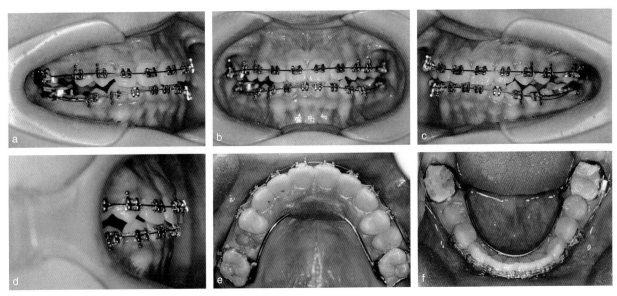

图7-11

矫治过程 -4

（2015-11-21）

常规拍摄患者面像（图7-12）及牙殆像（图7-13）。

复诊检查：35、45萌出大部分牙冠，但尚未达到粘接托槽位置的高度。

临床处置：下颌更换0.016英寸澳丝排牙，36、46磨牙带环颊面管近中设置停止曲，目的维持下颌牙弓长度，保障35、45的萌出通道。

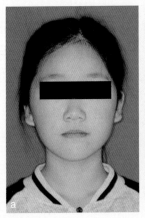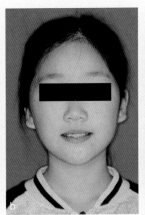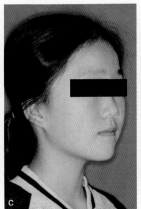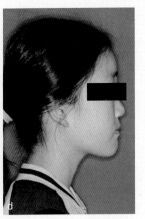

图7-12

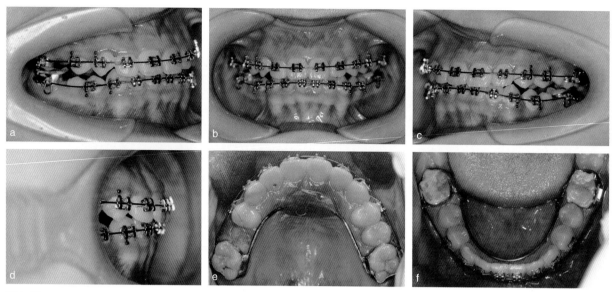

图7-13

矫治过程 -5

（2016-02-20）

常规拍摄患者面像（图7-14）及牙𬌗像（图7-15）。

复诊检查：35、45牙冠萌出高度已与对颌牙接触。25萌出高度尚欠缺一点。

临床处置：35、45粘接托槽，使用0.014英寸镍钛圆丝排齐牙列。

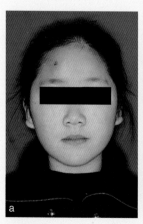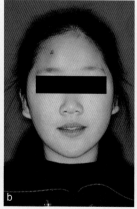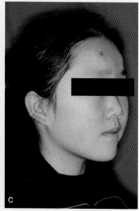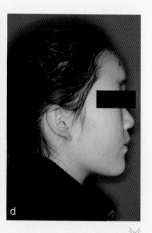

图7-14

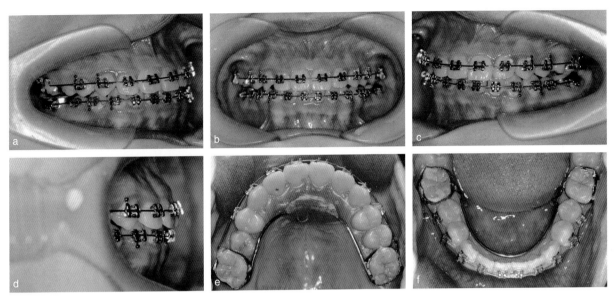

图7-15

矫治过程 -6

　　常规拍摄患者面像（图7-16）及牙殆像（图7-17）。

　　间隔4周复诊，发现前牙覆殆较深，上颌前牙切缘盖住下颌前牙唇侧托槽约1/3。下颌牙列基本排齐。

　　临床处置：上颌更换0.017英寸×0.025英寸不锈钢方丝分别在12-13之间与22-23之间弯制蘑菇曲，第一磨牙带环颊面管近中设置停止曲。维持牙弓长度，以利于15萌出。下颌使用0.018英寸澳丝摇椅弓配置蛤蟆弓，上前牙蘑菇曲与下颌第一磨牙颊面管之间挂1/4英寸橡皮圈实施Ⅱ类颌间牵引。

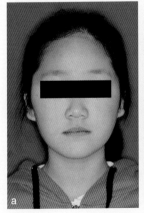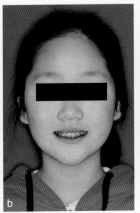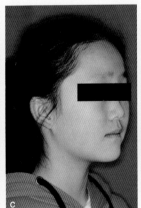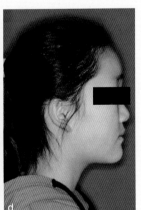

图7-16

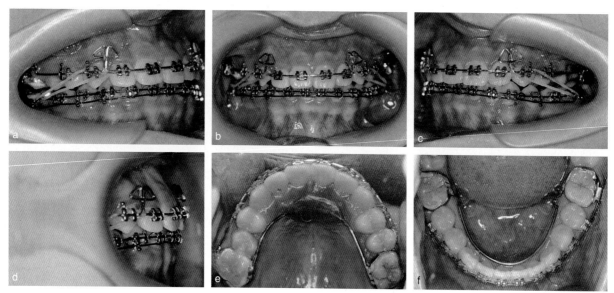

图7-17

矫治过程 -7

（2016-04-09）

常规拍摄患者面像（图7-18）及牙𬌗像（图7-19）。

4周后复诊，经使用蛤蟆弓技术使该患者上下前牙咬合打开，接近下颌切牙结缘，获得良好的垂直向控制，15萌出高度到位。

临床处置： 15粘接托槽，使用0.016英寸镍钛圆丝排齐牙列，下颌更换0.017英寸×0.025英寸镍钛方丝排齐牙列。拆除正畸辅弓蛤蟆弓。

拍摄患者临床处置后的牙𬌗像（图7-20）。

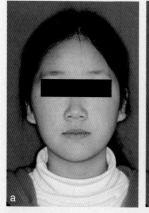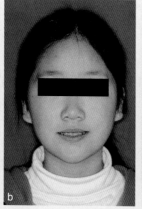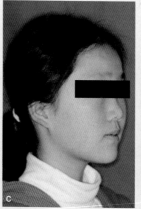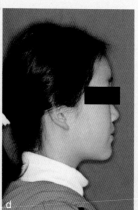

图7-18

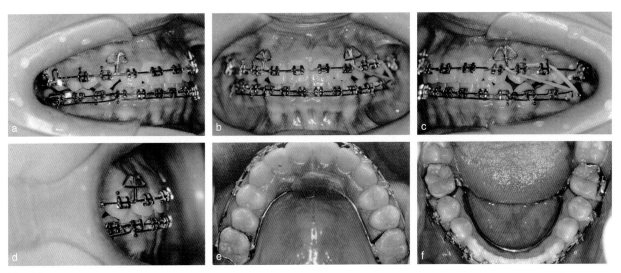

图7-19

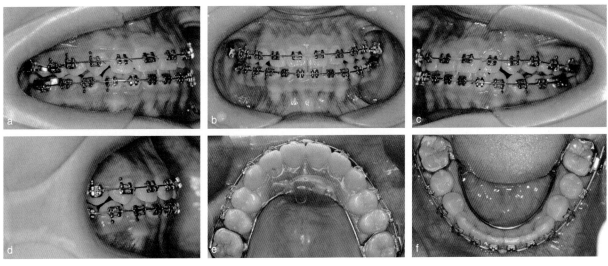

图7-20

矫治过程 -8

（2016-05-14）

　　临床处置：间隔5周复诊。上颌更换0.018英寸×0.025英寸不锈钢方丝，分别在12、13之间与22、23之间弯制T形曲，下颌采用0.017英寸×0.025英寸不锈钢方丝，分别在32、33、34之间与42、43、44之间弯制靴形曲。

　　右侧16与34近中靴形曲挂3/16英寸橡皮圈实施Ⅲ类颌间牵引，左侧36与23近中T形曲挂3/16英寸橡皮圈实施Ⅱ类颌间牵引。调整尖牙关系与后牙咬合关系。

　　拍摄患者临床处置后的面像（图7-21）及牙殆像（图7-22）。

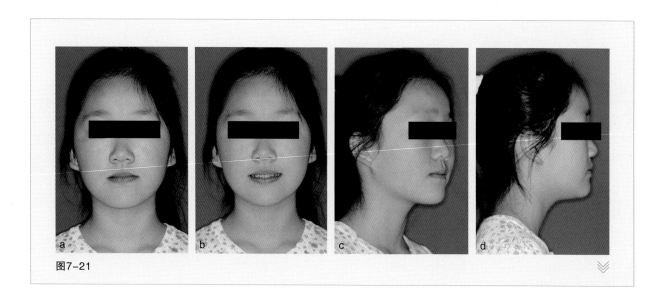

图7-21

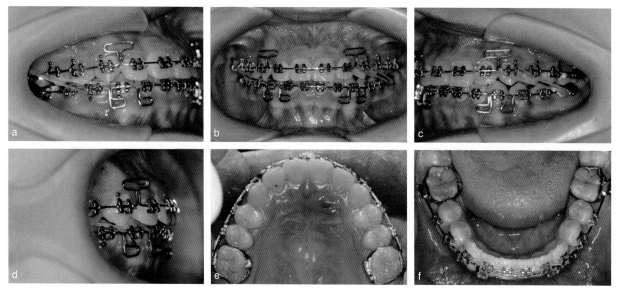

图7-22

矫治过程 –9

（2016-06-18）

复诊检查：见患者前牙覆𬌗加深，将下颌每侧2个连续靴形曲方丝拆下，略微打点摇椅曲纳入托槽槽结扎，配置0.018英寸澳丝弯制的蛤蟆弓。右侧上前牙T形曲与下颌第一磨牙之间挂2根3/16英寸橡皮圈，左侧上前牙T形曲与下颌第一磨牙之间挂1根3/16英寸橡皮圈，实施Ⅱ类颌间牵引。

拍摄患者临床处置后的面像（图7-23）及牙𬌗像（图7-24）。

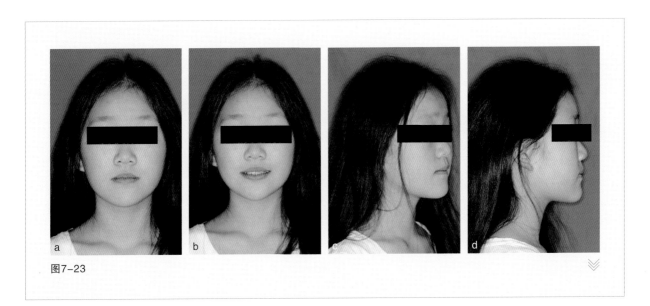

图7-23

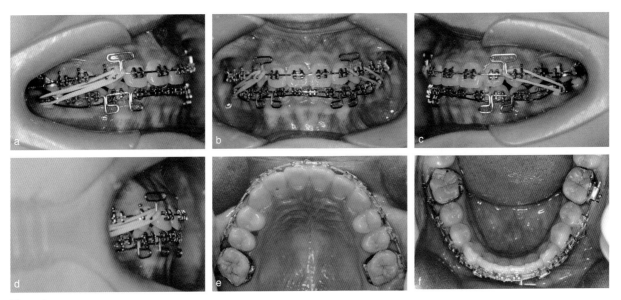

图7-24

矫治过程 -10

（2016-07-13）

　　复诊检查：前牙咬合打开，但后牙咬合关系欠佳，咬合接触不紧密。

　　临床处置：下颌采用0.017英寸×0.025英寸不锈钢方丝弯制的多曲方丝弓。右侧13与45-43之间挂3/16英寸橡皮圈实施正三角形颌间牵引，左侧23与33-35之间挂3/16英寸橡皮圈实施正三角形颌间牵引，24-25与36之间挂3/16英寸橡皮圈实施倒三角形颌间牵引。

　　拍摄患者临床处置后的面像（图7-25）及牙殆像（图7-26）。

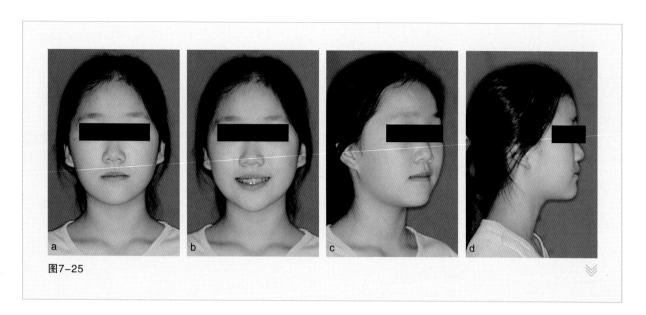

图7-25

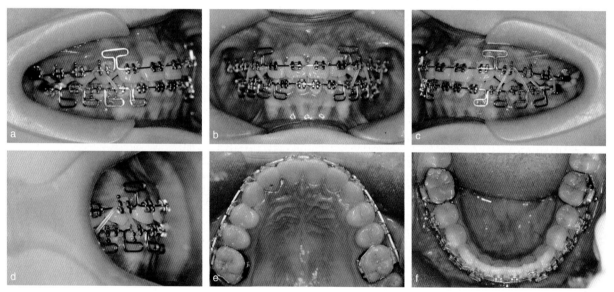

图7-26

矫治过程 –11

（2016-08-05）

　　常规拍摄患者面像（图7-27）及牙𬌗像（图7-28）。

　　复诊检查：患者口腔卫生情况良好，在使用多曲方丝弓（MEAW弓）矫治期间能遵医嘱配合挂橡皮圈。

　　临床处置：右侧13-14与45-43之间挂3/16英寸橡皮圈实施四边形颌间牵引，左侧23-24与33之间挂3/16英寸橡皮圈实施倒三角形颌间牵引，24-26与35之间挂3/16英寸橡皮圈实施倒三角形颌间牵引。

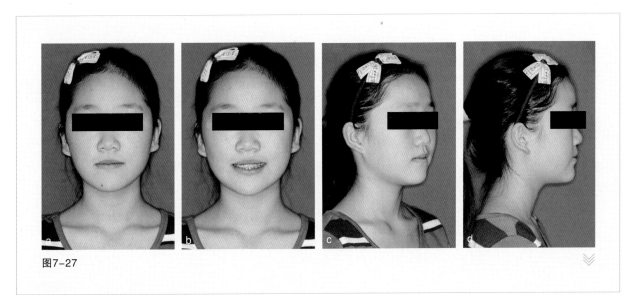

图7-27

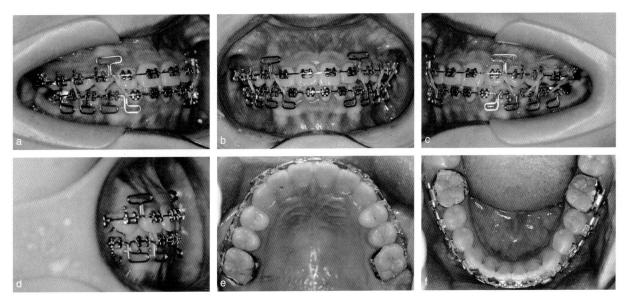

图7-28

矫治过程 -12

（2016-09-03）

常规拍摄患者面像（图7-29）及牙𬌗像（图7-30）。

复诊检查及临床处置：进一步利用多曲方丝弓（MEAW弓）配置颌间牵引调整后牙咬合关系，具体方法为：右侧13与42-45挂3/16英寸橡皮圈实施正三角形颌间牵引，左侧23与32-35挂3/16英寸橡皮圈实施正三角形颌间牵引，24、25与35、36挂3/16英寸橡皮圈实施四边形颌间牵引。

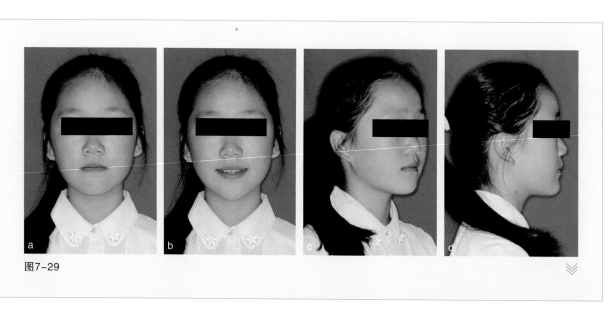

图7-29

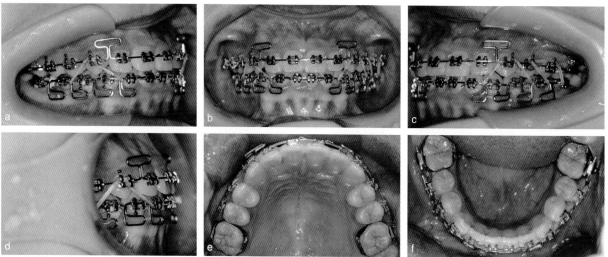

图7-30

矫治过程 –13

（2016-10-16）

常规拍摄患者面像（图7-31）、牙𬌗像（图7-32）、X线头颅定位侧位片（图7-33）及口腔全景片（图7-34）。

拍摄患者拆除固定矫治器后的牙𬌗像（图7-35）。

矫治后X线头影测量数据如图7-36所示。

矫治前后头影重叠图如图7-37所示。

复诊检查：患者牙齿排列整齐，前牙建立正常覆𬌗、覆盖，磨牙中性关系，后牙建立尖窝相嵌的紧密咬合关系。拍摄X线头颅定位侧位片及口腔全景片。达到预期矫治目标，结束正畸治疗。进入佩戴保持器阶段。

临床处置：拆除固定矫治器，清洁抛光牙面，取牙模制作保持器，嘱佩戴保持器注意事项。

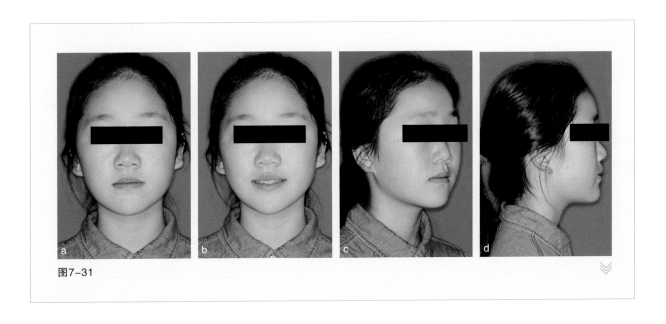

图7-31

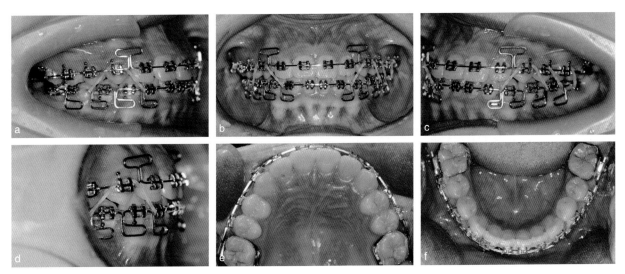

图7-32

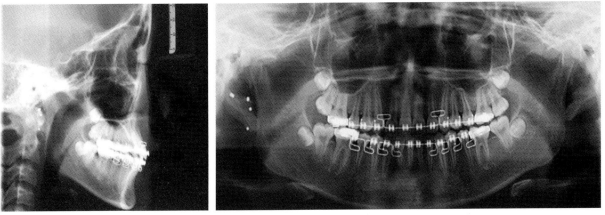

图7-33　　　　　　　　图7-34

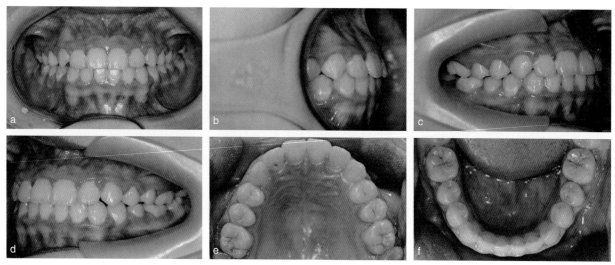

图7-35

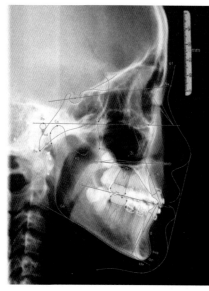

图7-36

分析方法	测量值	参考值	评测结果
骨性			
SNA	77.2*	83.0°（±4.0）	上颌后缩
SNB	76.7	80.0°（±4.0）	下颌相对颅底位置正常
ANB	0.6*	3.0°（±2.0）	骨性Ⅲ类倾向
MP-SN	35.9	30.0°（±6.0）	下颌平面陡度（SN）正常
FMA（MP-FH）	27.9	26.8°（±3.0）	下颌平面陡度正常
GoGn-SN	35.1	32.0°（±4.0）	下颌平面角正常
牙性			
U1-SN	103.4	106.0°（±6.0）	上颌中切牙到SN平面夹角正常
L1-MP（deg）	89.8	93.9°（±6.2）	下颌中切牙与下颌平面夹角正常
U1-L1	130.9	124.0°（±8.0）	上下颌中切牙夹角正常
Wits			
Wits	-4.6***	-2.2mm（±0.3）	骨性Ⅲ类倾向
软组织			
LL-EP	-0.3*	2.0mm（±2.0）	下唇后缩（EP）
UL-EP	-1.1*	1.0mm（±2.0）	上唇后缩（EP）

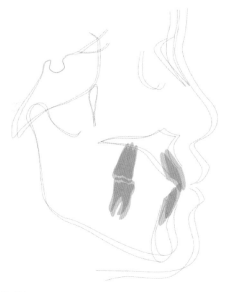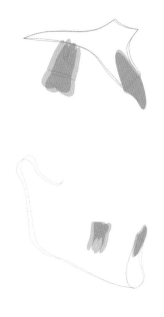

图7-37

矫治体会

这是一名11岁的女孩，替牙晚期牙列拥挤案例，右侧上下颌第二乳磨牙没有脱落、左下颌第二乳磨牙刚刚脱落。上下前牙段牙列轻度拥挤，上颌两侧尖牙唇向低位，与对颌牙列无咬合接触，导致两侧牙弓中段局部呈小开𬌗状况。如何解决该患者的牙列拥挤，整平牙弓，让唇向低位的尖牙𬌗向移动排入正常牙列建立中性咬合关系。是正畸医生面临的现时问题。

解决牙列拥挤需要额外的空间，患者的侧貌面型是直面型，上下颌骨发育协调典型的Ⅰ类骨面型，上下颌第一磨牙的宽度协调。不需要扩弓和唇展前牙获得额外间隙。排齐拥挤的牙列需要的间隙量也就在3~5mm。

正畸学知识告诉我们，乳尖牙、乳磨牙替换成恒牙时，由于乳磨牙比相应的恒牙大，有剩余的间隙，即通常所说的替牙期剩余间隙。据统计，上颌每侧可剩余约1.5mm间隙，而在下颌由于第二乳磨牙较大，所以每侧剩余间隙约2.5mm。

剩余间隙对排齐牙列、调整咬合关系很有意义，下颌第一磨牙通过向近中移动建立Ⅰ类中性关系，如果用舌弓固定下颌第一磨牙，则剩余间隙可用来解决下牙列的拥挤。

故此，我们对该患者替牙晚期珍贵的剩余间隙及时采取了保护措施，上颌设计装配了Nance托，下颌使用了固定式舌弓，用以维持现有的牙弓长度。利用乳、恒牙替换的剩余间隙排齐拥挤的牙列、整平牙弓。

矫治后期，针对前牙覆𬌗较深的垂直向问题，采用了蘑菇曲与蛤蟆弓联合打开咬合的特色技术；调整后牙段咬合关系，使用了方丝T形曲标准弓型、多曲方丝弓，颌间弹力牵引技术。获得后牙紧密咬合接触，尖牙、磨牙中性咬合关系、前牙建立良好的覆𬌗、覆盖关系的矫治效果。

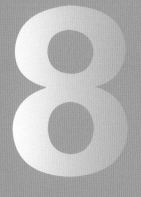

8

垂直曲加力单位矫治
替牙期反𬌗正畸临床
案例

CORRECTION OF INVERSE
MALOCCLUSION DURING MIXED
DENTITION WITH VERTICAL BENDING
FORCE UNIT

📋 **案例**

方某，男孩，7岁。前牙"地包天"要求矫治。

3岁时家长发现孩子牙齿反咬合，5岁时在外院口腔科就诊，医生诊断为前牙反𬌗，做过活动矫治器治疗，效果不明显，现在上下颌中切牙已经替换，新牙仍为反𬌗，前来就诊。既往无重大疾病史。

临床检查： 直面型，上唇稍欠丰满，11、21、32-42已经萌出，32-42拥挤不齐，11-21之间间隙1.5mm，52、62脱落；11、21与下颌32-42构成反𬌗关系，反覆𬌗深，下颌可后退至前牙对刃位，16、26与36、46呈现近中关系。颞下颌关节检查未见异常。常规拍摄患者面像（图8-1）、牙𬌗像（图8-2）、X线头颅定位侧位片（图8-3）及口腔全景片（图8-4）。

临床诊断： 牙性Ⅲ类，替牙期前牙反𬌗（11、21、32-42）。

矫治设计： ①片段弓矫治技术。②垂直曲加力单位正畸主弓丝唇展上颌切牙。③上颌后牙制作粘接式𬌗垫，解除前牙反𬌗锁结。

装配固定矫治器（2011-11-06）： ①11、55、16、21、65、26粘接方丝弓金属托槽。②55、16、66、26牙冠𬌗面采用玻璃离子制作粘接式𬌗垫。𬌗垫的高度为切牙反𬌗解除锁结，上下切牙间超过1.5mm间隙即可。③上颌采用0.016英寸澳丝在11、21托槽远中以及16，26紧抵颊面管近中弯制欧米伽曲，11-21链状橡皮圈关闭间隙，弓丝两侧55-11、65-21之间置放组织保护管（头皮针头塑料管）。

临床处置： 拍摄患者临床处置后的牙𬌗像（图8-5）。

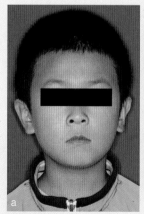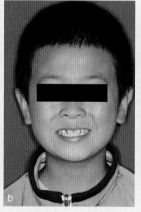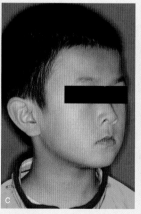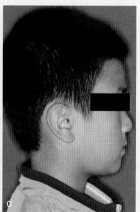

图8-1

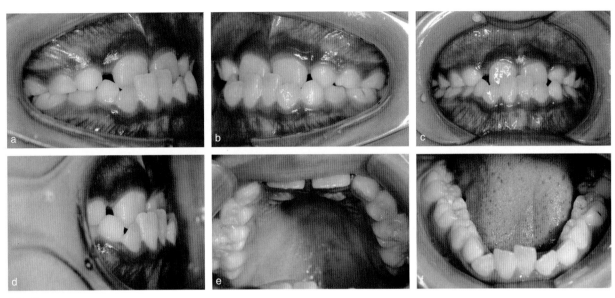

图8-2

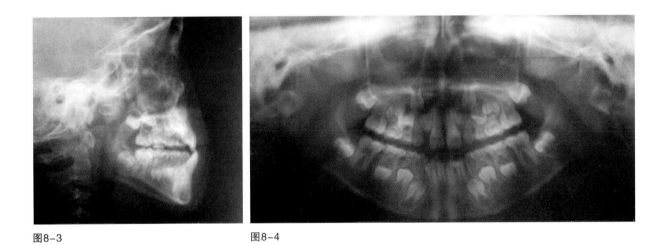

图8-3　　　　　　　　　　　　　图8-4

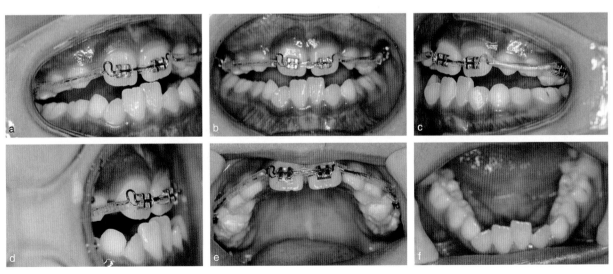

图8-5

矫治过程 –1

复诊检查：患者11–21之间的间隙已经关闭，上切牙唇展不明显，磨牙殆垫部分脱落。

临床处置：53、63粘接方丝弓托槽，上颌更换0.018英寸澳丝在16、26紧抵颊面管近中弯制停止曲，在上颌53–11、21–63之间弯制垂直开大曲，构成垂直曲加力单位。11–21水平段弓丝唇向开展1.5mm，正畸弓丝纳入牙列托槽结扎，磨牙殆垫用玻璃离子材料恢复高度。

拍摄患者临床处置后的面像（图8–6）及牙殆像（图8–7）。

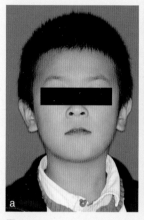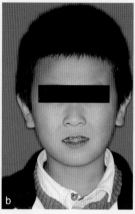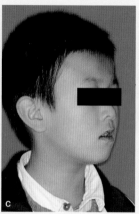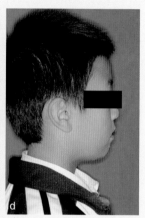

图8–6

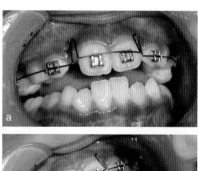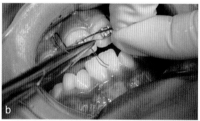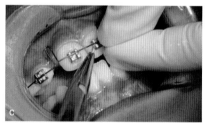

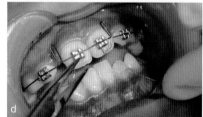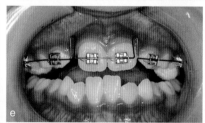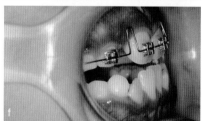

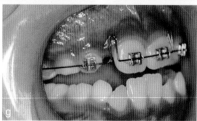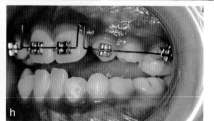

图8–7

矫治过程 -2

　　复诊检查：患者11-21已经唇向开展，并能稍稍覆盖下颌切牙切缘，切牙反殆获得纠正。

　　临床处置：调整原正畸主弓丝，加大11-53、21-63之间垂直曲的水平段唇向开展角度，11-21连续"8"字形结扎，均匀磨除1mm的磨牙殆垫，降低其高度。拍摄患者临床处置后的面像（图8-8）及牙殆像（图8-9），患者使用的正畸主弓丝垂直曲加力单位弓型如图8-10所示。

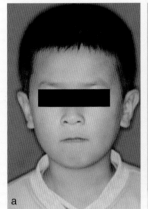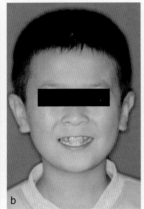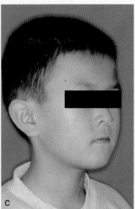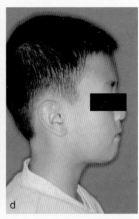

图8-8

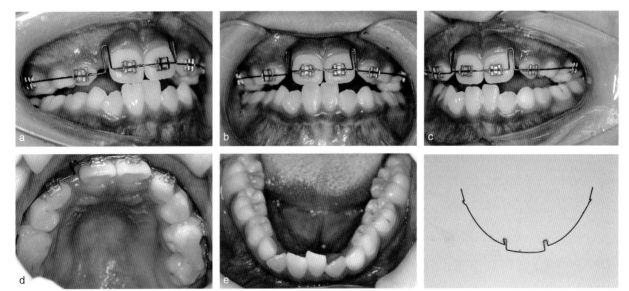

图8-9　　　　　　　　　　　　　　　　　　　　　　　图8-10

矫治过程 –3

　　复诊检查：11、21已经唇向开展并与31–41建立浅覆𬌗、浅覆盖关系。

　　临床处置：调整原正畸弓丝，加大11–53、21–63之间垂直曲的水平段唇向开展角度。继续打磨降低磨牙𬌗垫高度。

　　拍摄患者临床处置后的面像（图8–11）及牙𬌗像（图8–12）。

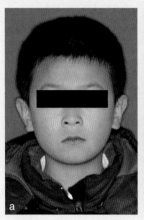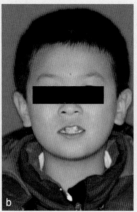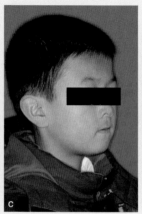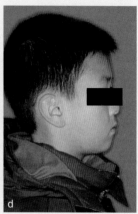

图8–11

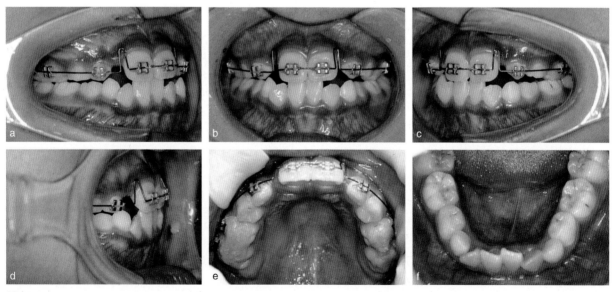

图8–12

矫治过程 –4

（2012–01–12）

　　复诊检查：11、21唇向移动与32-42建立覆𬌗、覆盖关系。

　　临床处置：适当加大11-53、21-63之间垂直曲的水平段弓丝唇向开展角度。打磨拆除上颌后牙磨牙𬌗垫。

　　拍摄患者临床处置后的面像（图8-13）及牙𬌗像（图8-14）。

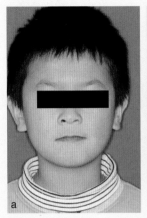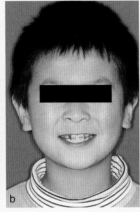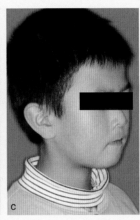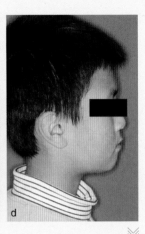

图8-13

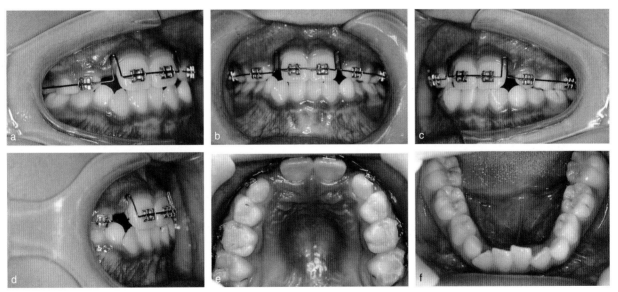

图8-14

矫治过程 –5

（2012–02–29）

　　复诊检查：53托槽脱落，上颌正畸弓丝变形，其末端刮右侧口腔颊部软组织。

　　临床处置：粘接53托槽，调整上颌垂直曲加力单位弓丝，将11、21纳入托槽段弓丝向𬌗方伸长1.5mm，其目的是使11、21𬌗方移动，垂直向伸长，使之与下颌切牙建立良好稳定的覆𬌗、覆盖关系。

　　拍摄患者临床处置后的面像（图8–15）及牙𬌗像（图8–16）。

　　该患者替牙期切牙反𬌗矫治前后对比图片（图8–17）。

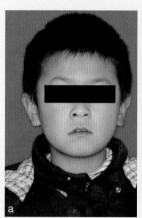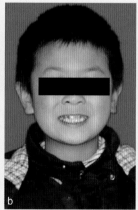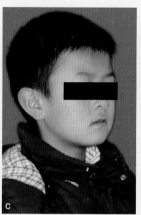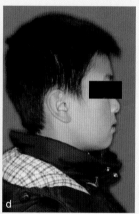

图8–15

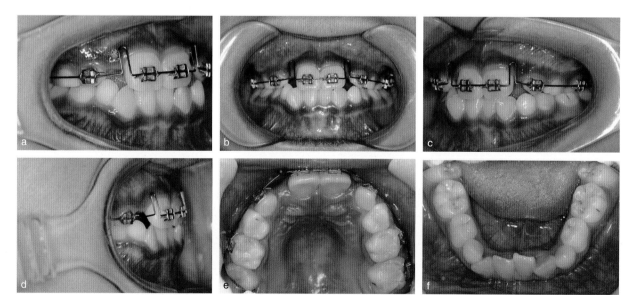

图8–16

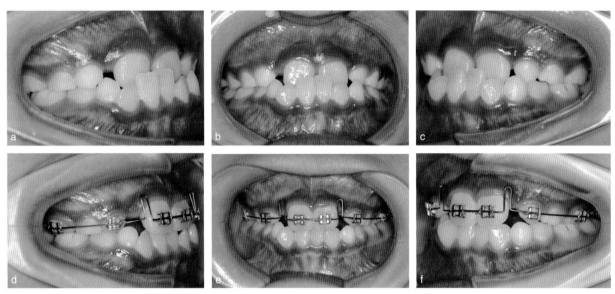

图8-17

矫治过程 -6

（2012-05-27）

　　复诊检查：患者前牙反𬌗已经获得矫正，11、21与下颌32 - 42建立覆𬌗、覆盖关系，达到儿童早期矫治预定目标。

　　临床处置：11 - 21牙冠舌侧采用编织麻花丝、光固化技术制成隐形固定保持器，拆除唇侧片段弓固定矫治器，清洁抛光牙面，结束正畸治疗。

　　拍摄患者拆除矫治器后的面像（图8-18）及牙𬌗像（图8-19）。

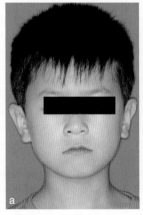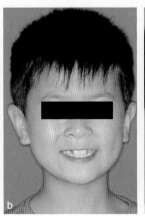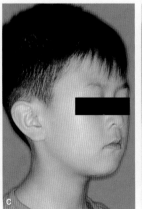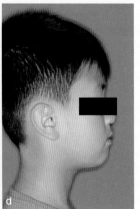

图8-18

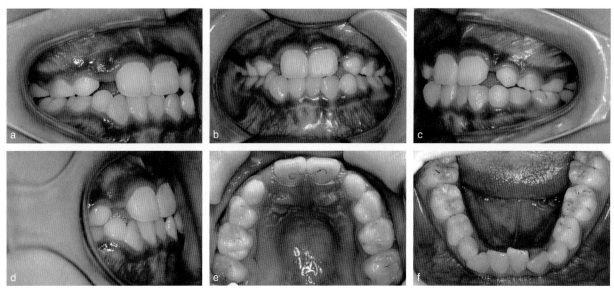

图8-19

矫治过程 –7

常规拍摄患者面像（图8-20）及牙𬌗像（图8-21）。

复诊检查： 患者11、21与下颌32-42覆𬌗、覆盖关系稳定，舌侧麻花丝粘接牢固，12已经萌出，22待萌。嘱咐家长发现孩子口内舌侧牙齿上的麻花丝松动及时来医院拆除。待患者换完牙，进入恒牙列期，如果牙列不齐，来医院进行Ⅱ期矫治。

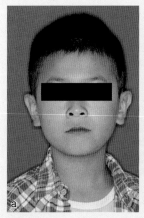
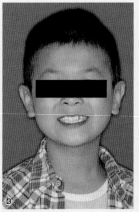
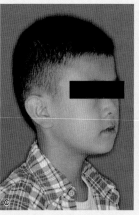
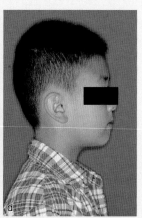

图8-20

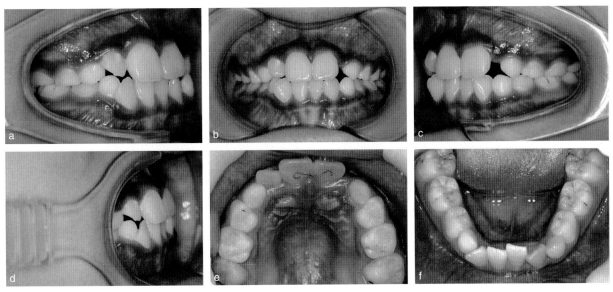

图8-21

矫治体会

这是一名7岁男孩，有过矫治经历（5岁时因前牙反𬌗戴过活动矫治器，治疗效果不佳），家长反应孩子不愿戴活动矫治器。在来我们医院之前也去过两家医院就诊，正畸医生推荐用FR-Ⅲ或前方牵引矫治器治疗，家长没有接受。

作者经过临床检查、拍摄X线头颅定位侧位片及口腔全景片综合分析，发现该患者上下颌骨关系正常，上颌前牙反𬌗，主要表现在11-21过于直立，牙轴舌倾，下颌Spee曲线陡峭，反覆𬌗深，妨碍了上颌前牙的正常发育，是一个牙性因素为主的前牙反𬌗。12-22的未萌缺位的空间，也为11-21的唇展提供了便利条件。

矫治设计决定采用改良2×4矫治技术（因侧切牙缺位，改为乳尖牙粘接托槽），即垂直曲加力单位唇展上前牙矫治反𬌗，使用玻璃离子水门汀材料制作粘接式后牙𬌗垫，打开前牙反𬌗锁结关系。经过1个多月的治疗，患者11-21唇展并与下颌32-42建立浅覆𬌗、浅覆盖关系，前牙反𬌗解除。

为了稳定治疗效果，在后续的治疗中，作者在垂直曲加力单位的水平弓丝上，做了调整，𬌗方伸长1.5mm。其目的加深前牙覆𬌗，防止反𬌗反弹。垂直曲加力单位是采用圆丝材料（澳丝），弯制简单，唇展上前牙力量柔和，施力持续。

整个矫治过程基本上贯彻的是细丝轻力原则，需要注意的是正畸弓丝紧抵磨牙颊面管近中管口的停止曲，起到了重要的支抗保障作用。

该病例仅仅采用单颌片段弓技术，即垂直曲加力单位唇展上前牙矫治反𬌗获得成功，符合儿童早期矫治的基本原则。

9

武氏助萌牵引辅弓
正畸临床案例

ANALYSIS OF CLINICAL CASES
OF WU'S AUXILIARY ARCH IN
ORTHODONTIC TREATMENT

📋 **案例**

常规拍摄患者面像（图9-1）、牙殆像（图9-2）、X线头颅定位侧位片（图9-3）、口腔全景片（图9-4）及矫治前X线头影测量数据（图9-5）。

主述： 牙齿不整齐，要求矫治。

检查： 侧貌基本呈直面型，均角偏高，13-23唇向低位，24远中唇向扭转，与12之间约2mm间隙，右侧磨牙远中尖对尖关系，左侧磨牙中性关系，14与12之间约有3.5mm间隙，上下牙列中线部齐，下颌牙弓中线偏右2.5mm，下颌牙列轻度拥挤，X线口腔全景片见4颗第三磨牙的牙胚均存在。

诊断： 安氏Ⅱ类1分类错殆，骨性Ⅰ类，牙列拥挤，上下牙列中线不齐。

正畸思维与矫治路径： 这是一名13岁的小男孩，主要表现为牙列拥挤，特别是上颌2颗尖牙特别突出，近中唇向低位阻生，呈獠牙状况。而且上颌磨牙及前磨牙近中漂移，已经抢占了尖牙的萌出通道，患者有32颗牙齿（包含4颗阻生牙的牙胚），具备设计减数拔牙矫治的基本条件。下颌前牙较为直立，又是轻度拥挤，不主张拔第一前磨牙；上颌牙弓则重度拥挤，近中唇向低位阻生的13、23极需空间排入正常牙列，显然矫治设计拔除14、24是最省力、最便利的措施。综合分析起来该患者矫治设计减数上颌第一前磨牙、下颌第二前磨牙是最合适的正畸方案。

矫治的困难在于如何把上颌牙弓两个近中唇向低位阻生的13、23排入正常牙列。我们知道上颌尖牙的牙根最长并且粗壮，牙周膜面积大，长在牙槽骨里固位稳定，像个口腔穹隆里的擎天柱。用常规方法要将尖牙拉下来，往往尖牙没有牵引下来却把旁边的侧切牙和前磨牙提上去了，形成医源性开殆畸形。那么如何解决这个问题呢？有的医生建议在下颌相应部位打支抗钉进行颌间牵引，这样能避免牵引尖牙下来的副移动。当然更多的医生采用先排齐其他牙齿，更换稳定弓丝使用推簧扩展间隙，提供尖牙的萌出通道，利用稳定弓丝作为支抗配置片段镍钛丝将阻生尖牙慢慢牵引下来。我们创新设计了武氏粗丝助萌牵引辅弓矫治技术，较好地解决了这个问题。

随着该患者的矫治进展，让我们一起来了解和学习应用这项矫治技术。

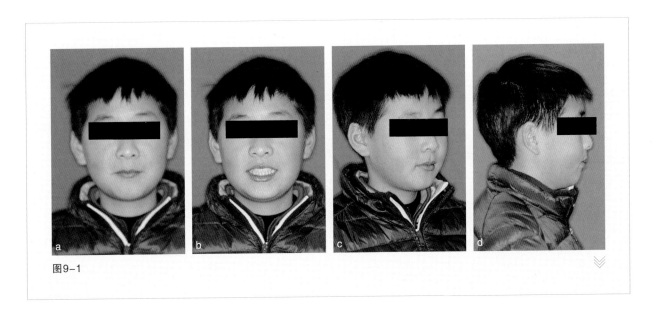

图9-1

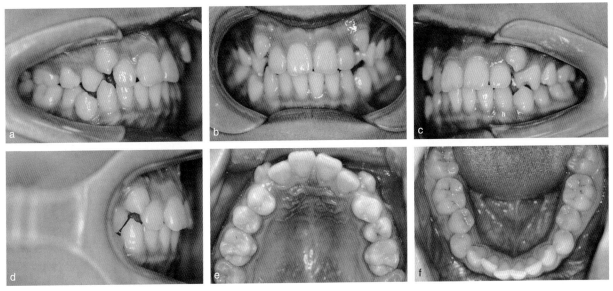

图9-2

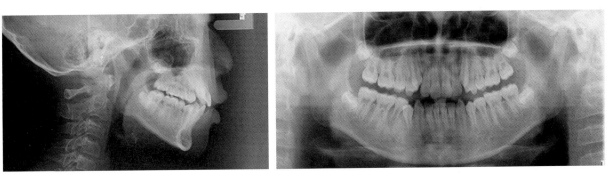

图9-3　　　　　　　　　　　　　　　图9-4

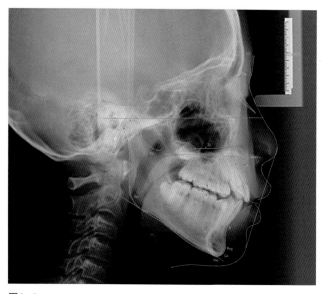

分析方法	测量值	参考值	评测结果
骨性			
SNA	80.1	83.0°（±4.0）	上颌相对颅底位置正常
SNB	72.6*	80.0°（±4.0）	下颌后缩
ANB	7.5**	3.0°（±2.0）	骨性Ⅱ类倾向
MP-SN	42.0*	30.0°（±6.0）	下颌平面偏陡，高角倾向
FMA（MP-FH）	32.9**	26.8°（±3.0）	下颌平面偏陡，高角倾向
GoGn-SN	40.0**	32.0°（±4.0）	下颌平面角偏大，高角倾向
牙性			
U1-SN	93.2**	106.0°（±6.0）	上颌中切牙直立或舌倾（SN）
L1-MP（deg）	92.1	93.9°（±6.2）	下颌中切牙与下颌平面夹角正常
U1-L1	132.7*	124.0°（±8.0）	上下颌中切牙夹角偏大
Wits			
Wits	1.0***	-2.2mm（±0.3）	骨性Ⅱ类倾向
软组织			
LL-EP	2.0	2.0mm（±2.0）	下唇到EP线距离正常
UL-EP	3.0*	1.0mm（±2.0）	上唇到EP线距离正常

图9-5

矫治过程 –1

（2018-02-09）

　　这名患者按照矫治计划拔除了14与24，为上颌尖牙的萌出和归位提供了空间位置。根据以往的经验，使用镍钛丝排齐牙列，在尖牙朝𬌗向移动的同时，尖牙近中的侧切牙最容易被提上去，为此我们给患者使用了片段为0.018英寸×0.025英寸不锈钢丝，将其宽面与4颗切牙唇面接触通过结扎丝将其结扎固定作为4颗切牙的支抗，这样尖牙𬌗向移动的反作用力就被4颗切牙的团队支抗抵消吸收了。

　　拍摄患者临床处置后的面像（图9-6）及牙𬌗像（图9-7）。

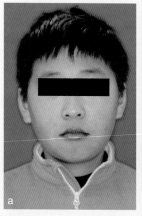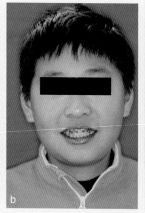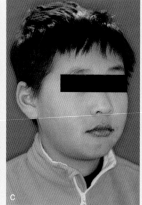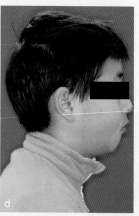

图9-6

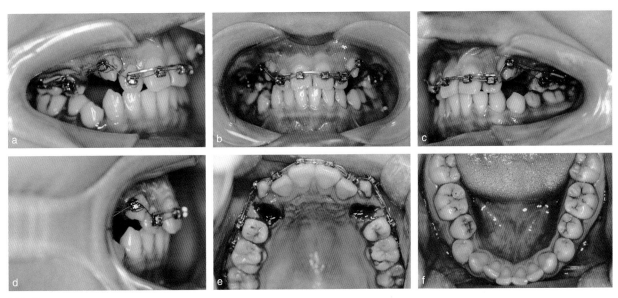

图9-7

矫治过程 -2

（2018-02-26）

复诊检查及临床处置： 我们看到虽然侧切牙由于做了特殊捆绑集合处置，没有产生龈向负移动，但是希望产生的尖牙殆方移动的效果几乎微乎其微。于是我们改变设计，自己动手弯制了一个粗丝助萌牵引辅弓，我的学生把它称之为武氏助萌牵引辅弓。这个辅弓通过多个0.25mm短结扎丝将其结扎固定在牙列托槽的殆方。武氏助萌牵引辅弓通常采用0.8mm不锈钢丝弯制，辅弓上设置有固位的U形曲竖突，还有设置在尖牙远中殆方作为牵引钩使用的欧米伽曲，辅弓两侧末端有弯折或是小圈，插入在正畸主弓丝内侧。当然根据临床矫治实际需要，设计有单侧助萌牵引辅弓，也有双侧阻生尖牙需要助萌牵引用的粗丝辅弓。这名患者13、23近中唇向低位阻生需要使用武氏双侧助萌牵引辅弓。图9-9a的黑色箭头处，指的是武氏助萌牵引辅弓挂橡皮链实施弹力牵引，使牙齿长轴偏向近中的唇向低位的阻生尖牙朝殆方、朝远中移动。

拍摄患者临床处置后的面像（图9-8）及牙殆像（图9-9）。

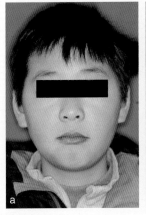
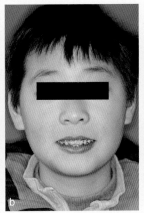
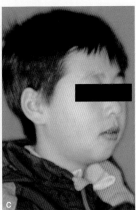
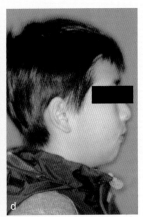

图9-8

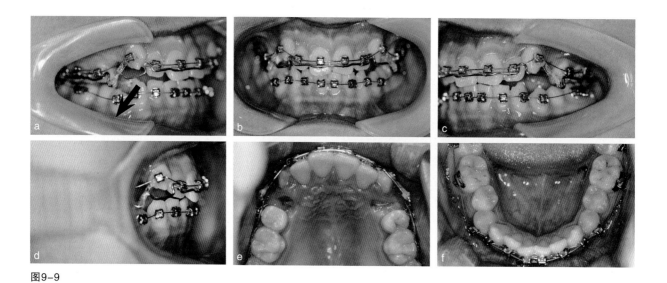

图9-9

矫治过程 –3

（2018-03-04）

　　复诊检查：13-23经使用武氏助萌牵引辅弓已经顺利朝𬌗方、朝远中移动，23与22的重叠部位已经解开。13与12还有1/4重叠，也较之前改善了许多。下颌按照矫治计划拔除了35、45。

　　临床处置：更换橡皮链继续使用武氏助萌牵引辅弓。

　　拍摄患者临床处置后的面像（图9-10）及牙𬌗像（图9-11）。

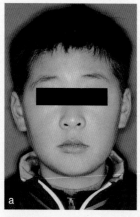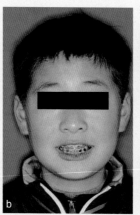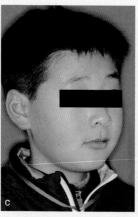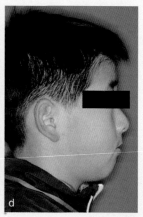

图9-10

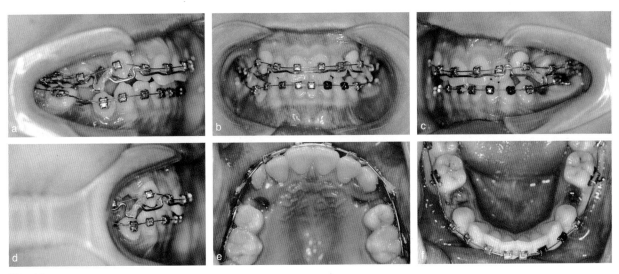

图9-11

矫治过程 -4

　　常规拍摄患者面像（图9-12）及牙𬌗像（图9-13）。

　　复诊检查：患者13、23朝远中朝𬌗方移动明显，14、24的拔牙间隙占用了1/3，13与12的重叠部分完全解开，并且与对颌牙建立了咬合接触，获得良好的助萌牵引矫治效果。

　　临床处置：拆除武氏助萌牵引辅弓，上下牙弓更换0.016英寸镍钛丝排齐牙列。

　　拍摄患者临床处置后的牙𬌗像（图9-14）。

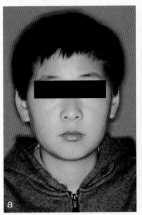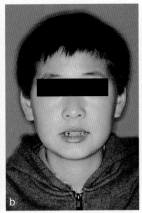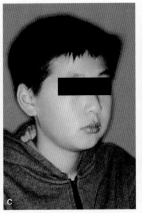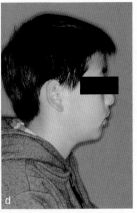

图9-12

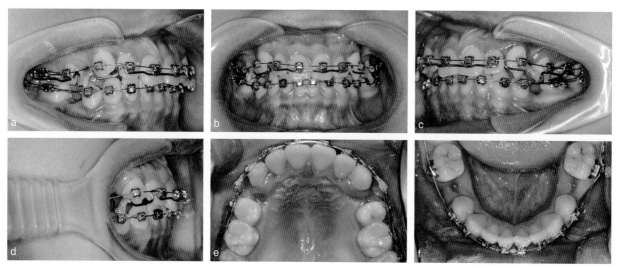

图9-13

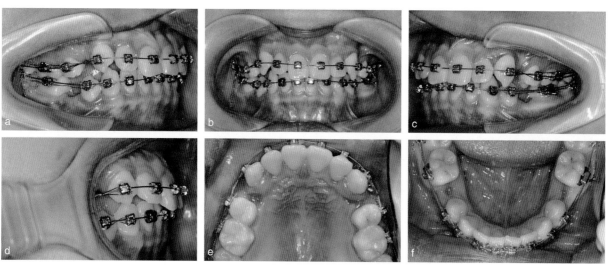

图9-14

矫治过程 –5

复诊检查：上下牙列较前排齐，13、23采用结扎丝"8"字形回扎措施。保护后牙支抗，继续排齐牙列。

拍摄患者临床处置后的面像（图9–15）及牙𬌗像（图9–16）。

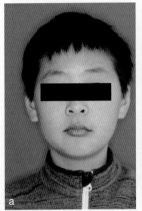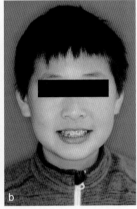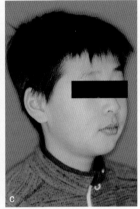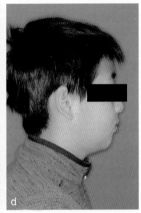

图9–15

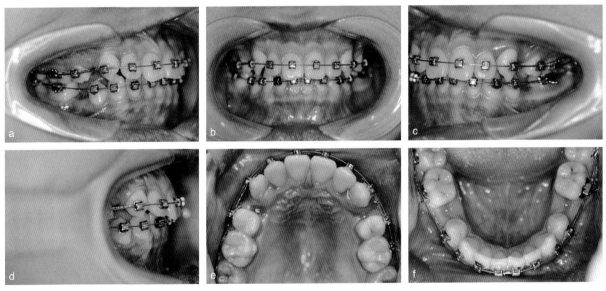

图9–16

矫治过程 –6

（2018–05–05）

　　临床处置：上颌更换0.018英寸澳丝，前牙配置0.8mm不锈钢丝弯制的扁担弓，下颌0.018英寸澳丝平弓配置四眼蛤蟆弓。上颌前牙扁担弓挂钩与下颌第一磨牙、第二磨牙颊面管之间采用3/16英寸橡皮圈实施长三角形Ⅱ类颌间牵引。

　　拍摄患者临床处置后的面像（图9–17）及牙殆像（图9–18）。

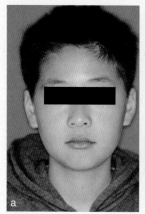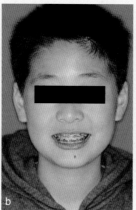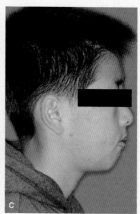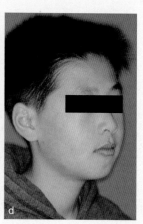

图9–17

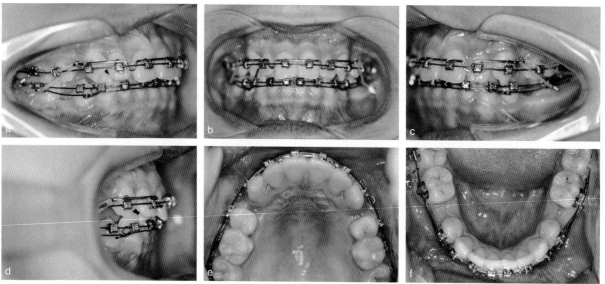

图9–18

矫治过程 –7

(2018–06–33)

常规拍摄患者面像（图9–19）及牙殆像（图9–20）。

复诊检查：经上处理，前牙咬合有所打开，上颌14、24拔牙间隙逐渐关闭，目前约有3mm。

临床处置：这次矫治重点是拉下颌磨牙近中移动，36、46牙冠舌面采用光固化技术粘接舌侧扣（图9–21f，绿色箭头处），采用挂3/16英寸橡皮圈复合Ⅱ类牵引模式。

拍摄患者临床处置后的牙殆像（图9–21）。

正畸小贴士：复合Ⅱ类牵引模式指下颌两侧磨牙的颊、舌侧（下颌磨牙舌面设置了牵引附件如舌侧扣）同时挂橡皮圈至上颌前牙牵引钩处。

复合Ⅲ类牵引模式正好相反，指上颌两侧磨牙的颊、舌侧（上颌磨牙舌面设置了牵引附件，如舌侧扣）同时挂橡皮圈至下颌前牙牵引钩处。

复合颌间牵引，除了实施的矫治力大，牙齿移动的速率快之外，还能平衡磨牙的整体移动，内外施力，不会发生牙齿旋转、舌倾等不利反应。

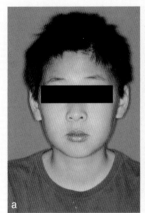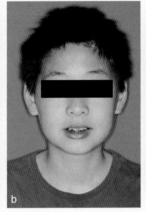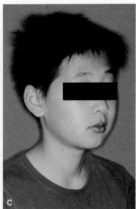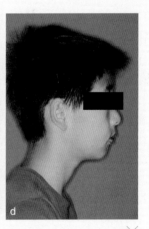

图9–19

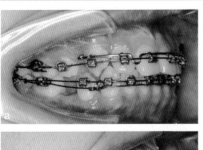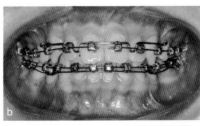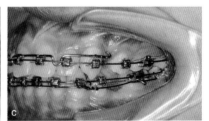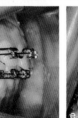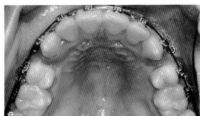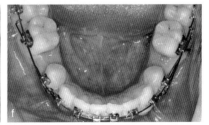

图9–20

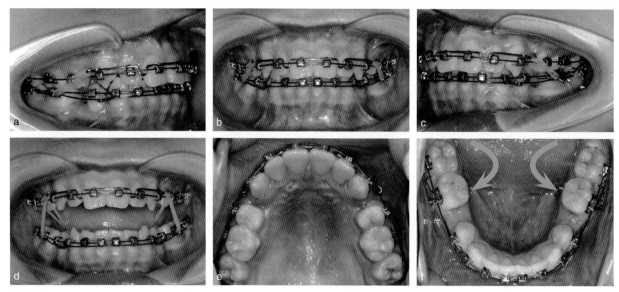

图9-21

矫治过程 -8

（2018-07-04）

常规拍摄患者面像（图9-22）及牙𬌗像（图9-23）。

复诊检查： 经使用蛤蟆弓技术前牙咬合打开，垂直向控制状况稳定。下颌磨牙逐渐朝近中移动，35、45拔牙间隙缩小。

临床处置： 继续挂3/16英寸橡皮圈实施复合Ⅱ类颌间牵引。

拍摄患者临床处置后的牙𬌗像（图9-24）。

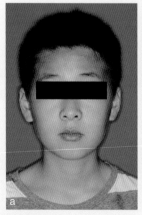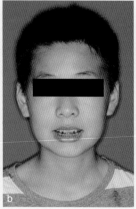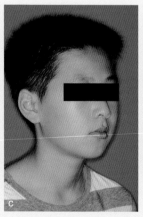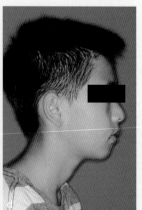

图9-22

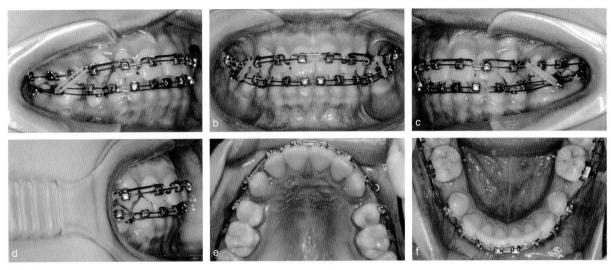

图9-23

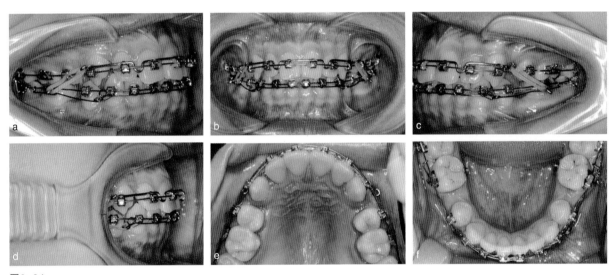

图9-24

矫治过程 -9

　　复诊检查：上颌14、24拔牙间隙缩小约2.5mm；下颌磨牙逐渐朝近中移动，35、45拔牙间隙缩小约3mm。

　　临床处置：继续挂3/16英寸橡皮圈实施复合Ⅱ类颌间牵引。

　　拍摄患者临床处置后的面像（图9-25）及牙殆像（图9-26）。

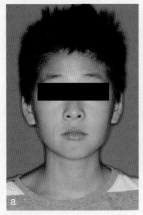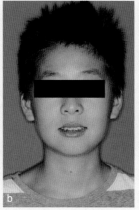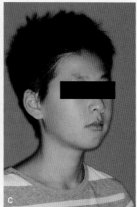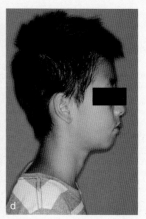

图9-25

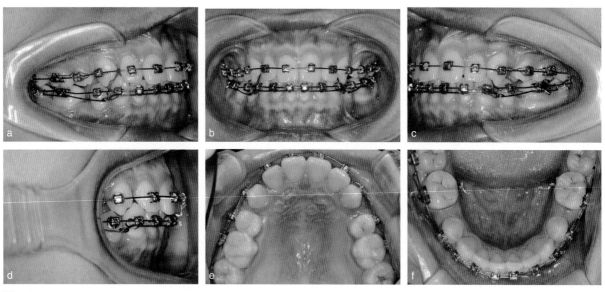

图9-26

矫治过程 –10

复诊检查： 上颌14拔牙间隙1mm，24拔牙间隙缩小约2.0mm；下颌磨牙朝近中移动平稳，35、45拔牙间隙缩小约2.5mm。

临床处置： 上颌更换0.017英寸×0.025英寸不锈钢丝，分别在12-13之间与22-23之间弯制T形曲。继续挂3/16英寸橡皮圈实施复合Ⅱ类颌间牵引。

拍摄患者临床处置后的面像（图9-27）及牙殆像（图9-28）。

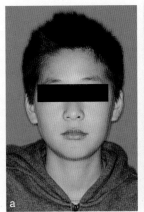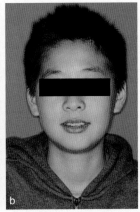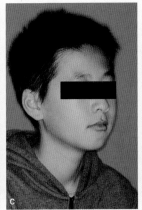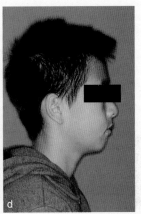

图9-27

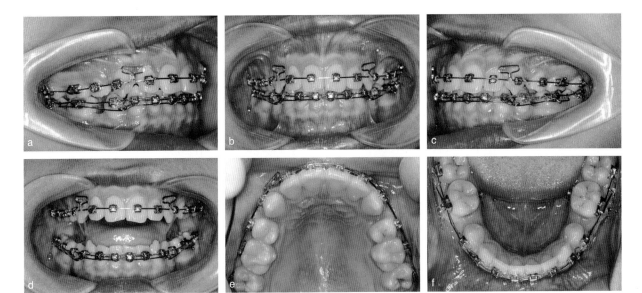

图9-28

矫治过程 –11

（2018–11–10）

　　复诊检查：上颌14拔牙间隙基本关闭，24拔牙间隙缩小约1.5mm；下颌磨牙朝近中移动顺利，35、45拔牙间隙缩小约1mm。

　　临床处置：15、25托槽置放结扎丝牵引钩，16–15与47–46挂3/16英寸橡皮圈实施四边形颌间牵引。25–26与36–37挂3/16英寸橡皮圈实施四边形颌间牵引。其目的调整后牙咬合关系。

　　拍摄患者临床处置后的面像（图9–29）及牙殆像（图9–30）。

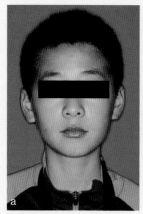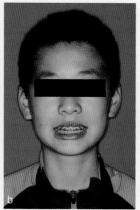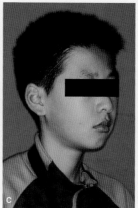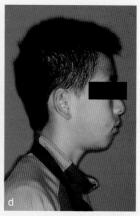

图9-29

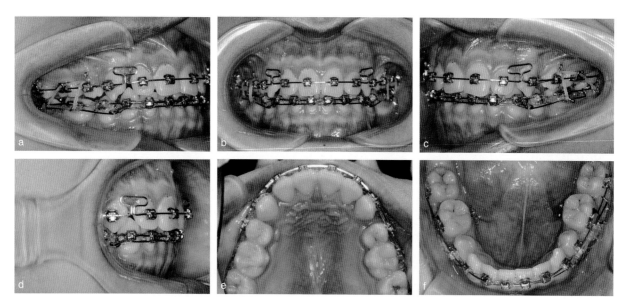

图9-30

矫治过程 –12

复诊检查： 经前处理，后牙咬合关系得到改善，上颌14、24拔牙间隙反弹复发，14拔牙间隙约1mm，24拔牙间隙约1.5mm（图9–32e）。

临床处置： 上颌13–23采用0.25mm结扎丝连续"8"字形紧密结扎，16挂橡皮链至13近中T形曲，26挂橡皮链至23近中T形曲，下颌更换0.018英寸澳丝弯制的长腿蛤蟆弓。16–15与47–46挂3/16英寸橡皮圈实施四边形颌间牵引。25–26与36–37挂3/16英寸橡皮圈实施四边形颌间牵引。继续调整后牙咬合关系。

拍摄患者临床处置后的面像（图9–31）及牙𬌗像（图9–32）。

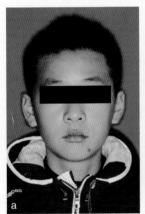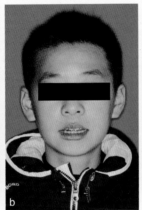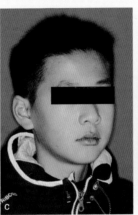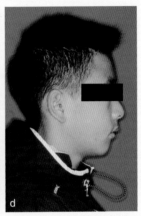

图9–31

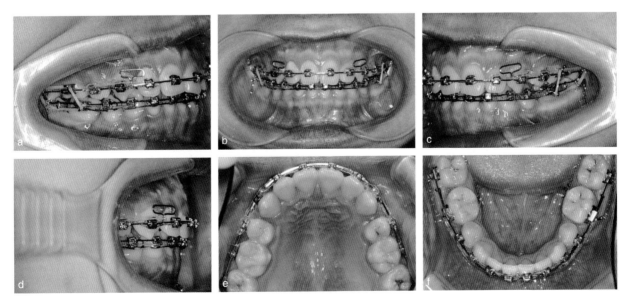

图9–32

矫治过程 –13

  复诊检查：经前处理，已关闭上颌14、24复发拔牙间隙关闭，但上下前牙覆𬌗有所加深。

  临床处置：16–13及26–23分别采用0.25mm结扎丝连续"8"字形紧密结扎，16–13与47–46挂3/16英寸橡皮圈实施四边形颌间牵引。23–26与36–37挂3/16英寸橡皮圈实施具有Ⅱ类特征的四边形颌间牵引。继续调整后牙咬合关系。

  拍摄患者临床处置后的面像（图9-33）及牙𬌗像（图9-34）。

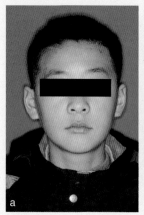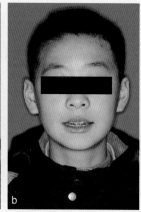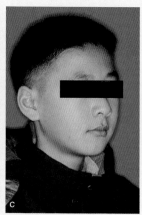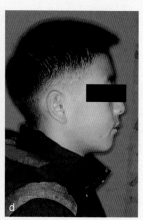

图9-33

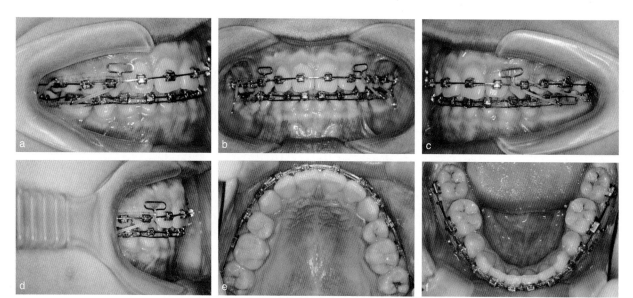

图9-34

矫治过程 –14

　　临床处置：患者日常生活咀嚼饮食状况良好，调整加大下颌牙弓正畸摇椅弓的曲度，13近中方丝T形曲与46–47挂1/4英寸橡皮圈、23近中方丝T形曲与36–37挂1/4英寸橡皮圈实施Ⅱ类颌间牵引。

　　拍摄患者临床处置后的面像（图9–35）及牙𬌗像（图9–36）。

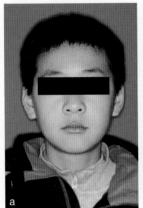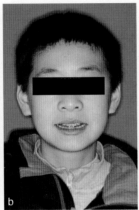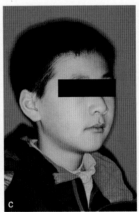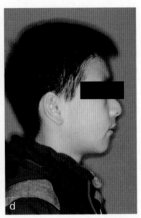

图9–35

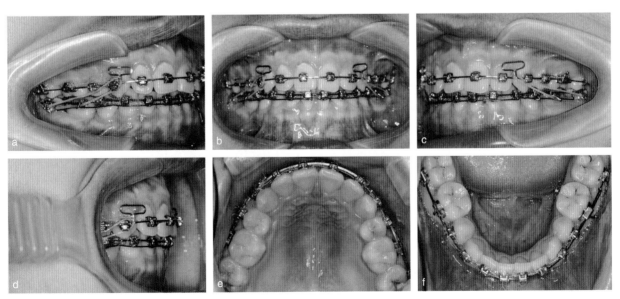

图9–36

矫治过程 –15

　　复诊检查及临床处置：在患者上颌11、21牙冠舌面采用光固化树脂制作了前牙咬合挡板，控制下前牙萌长。下颌牙弓采用0.016英寸镍钛丝排齐牙列。

　　拍摄患者临床处置后的面像（图9–37）及牙𬌗像（图9–38）。

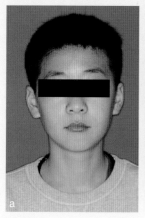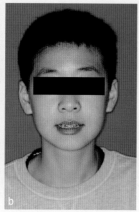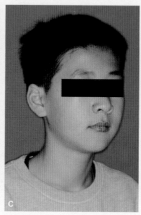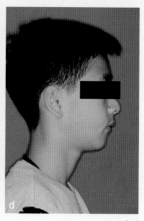

图9–37

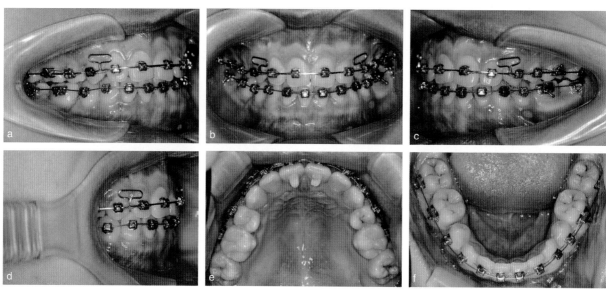

图9–38

矫治过程 –16

　　临床处置：上颌11、21咬合挡板打磨拆除，下颌更换0.018英寸澳丝，配置蛤蟆弓。16–17与46–47、26–27与36–37分别挂3/16英寸橡皮圈实施四边形颌间牵引。

　　拍摄患者临床处置后的面像（图9–39）及牙𬌗像（图9–40）。

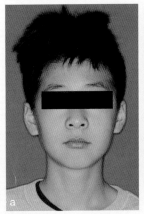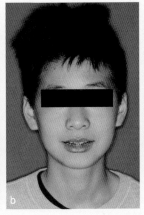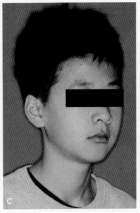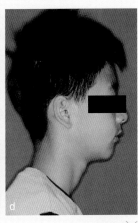

图9–39

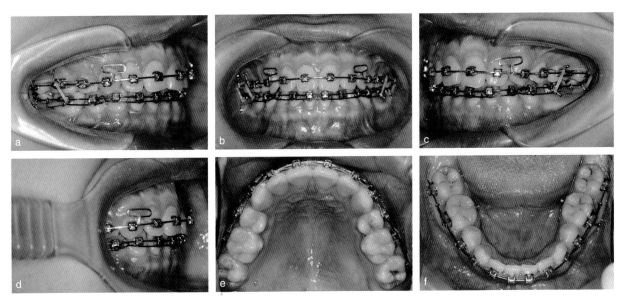

图9–40

矫治过程 –17

临床处置：X线口腔全景片见45牙根近中倾斜位，于是在45托槽龈方粘接长臂牵引钩挂橡皮链至47颊管钩纠正其倾斜。

拍摄患者临床处置后的面像（图9–41）、牙殆像（图9–42）、X线头颅定位侧位片（图9–43）及口腔全景片（图9–44）。

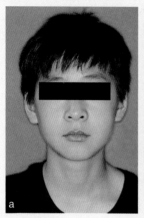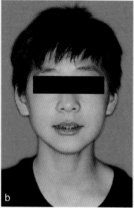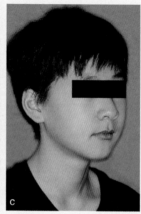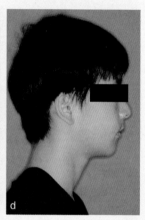

图9–41

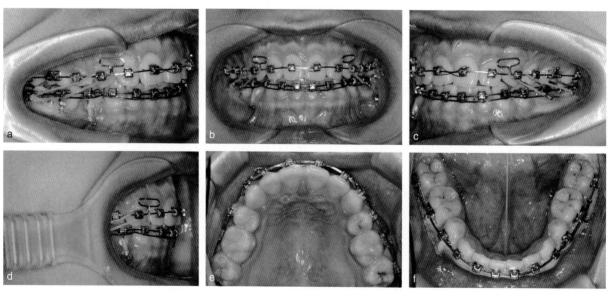

图9–42

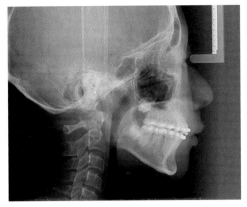

图9-43

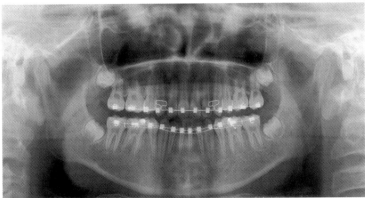

图9-44

矫治过程 -18

　　复诊拍摄口腔全景片显示，45的状况有所改善。这次复诊，将原本使用的橡皮链更换镍钛拉簧牵引。13近中方丝T形曲与46-47挂1/4英寸橡皮圈、23近中方丝T形曲与36-37挂1/4英寸橡皮圈实施Ⅱ类颌间牵引。

　　拍摄患者临床处置后的面像（图9-45）、牙𬌗像（图9-46）及口腔全景片（图9-47）。

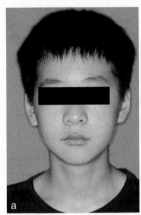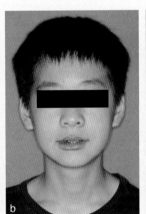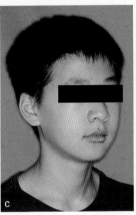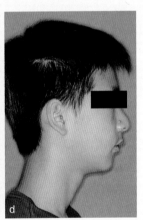

图9-45

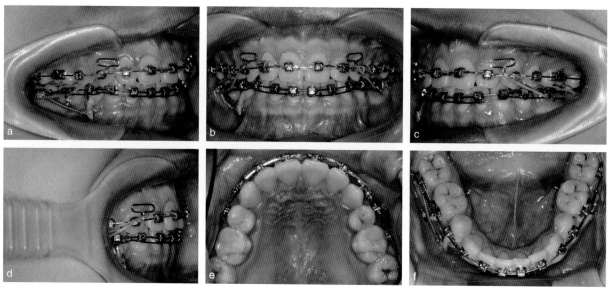

图9-46

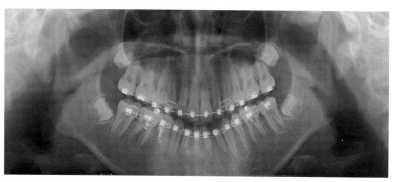

图9-47

矫治过程 –19

（2019-08-24）

　　复诊检查：该患者侧貌直面型，颜面左右对侧，口内牙齿排列整齐，前牙覆𬌗、覆盖正常，上下牙列中线对齐，两侧磨牙、尖牙中性关系，后牙咬合状况良好，达到矫治设计预期目标。拆除固定矫治器，佩戴活动保持器，嘱有关注意事项。患者因为要出国留学，结束主动矫治。

　　拍摄患者临床处置后的面像（图9-48）、牙𬌗像（图9-49）、X线头颅定位侧位片（图9-50）及口腔全景片（图9-51）。

　　矫治后X线头影测量数据如图9-52所示。

　　矫治前后X线头影重叠图如图9-53所示。

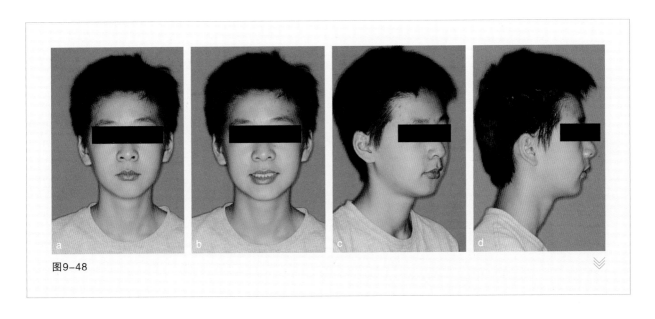

图9-48

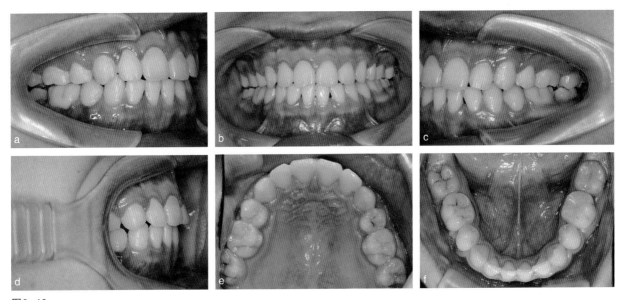

图9-49

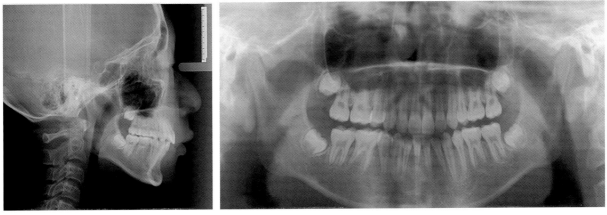

图9-50　　　　　　　　　　　　图9-51

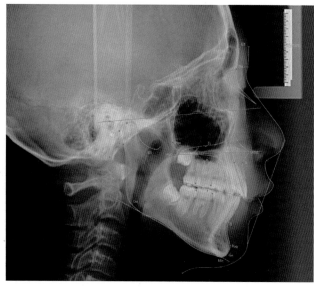

分析方法	测量值	参考值	评测结果
骨性			
SNA	76.8*	83.0°（±4.0）	上颌后缩
SNB	76.7	80.0°（±4.0）	下颌相对颅底位置正常
ANB	0.2*	3.0°（±2.0）	骨性Ⅲ类倾向
MP-SN	36.5*	30.0°（±6.0）	下颌平面偏陡，高角倾向
FMA（MP-FH）	30.1*	26.8°（±3.0）	下颌平面偏陡，高角倾向
GoGn-SN	36.9*	32.0°（±4.0）	下颌平面角偏大，高角倾向
牙性			
U1-SN	92.7**	106.0°（±6.0）	上颌中切牙直立或舌倾（SN）
L1-MP（deg）	88.7	93.9°（±6.2）	下颌中切牙与下颌平面夹角正常
U1-L1	142.1**	124.0°（±8.0）	上下颌中切牙夹角偏大
Wits			
Wits	−5.2***	−2.2mm（±0.3）	骨性Ⅲ类倾向
软组织			
LL-EP	4.3*	2.0mm（±2.0）	下唇前突（EP）
UL-EP	1.8	1.0mm（±2.0）	上唇到EP线距离正常

图9-52

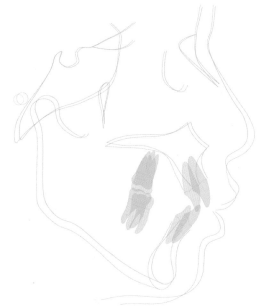

图9-53

矫治体会

　　该病例是一名13岁男性患儿，上颌两侧尖牙唇向低位阻生，并与侧切牙重叠1/4~1/3。上下颌牙列拥挤，上颌减数14、24进行矫治。在使用镍钛主弓丝排齐牙列阶段，使用0.8mm不锈钢粗丝制作了一个粗丝助萌牵引辅弓；在矫治阻生上颌尖牙的过程中，顺势而为。通过粗丝助萌牵引辅弓挂弹力牵引，使阻生尖牙朝龄方、远中方向移动。粗丝助萌牵引辅弓增加尖牙两侧牙齿的支抗，预防其在牵引过程中不必要的移动；又可更好的控制弹力牵引的方向，增加弹力牵引的距离，使弹力牵引力更柔和、更持久，达到了一举多得的矫治效果。

　　在该患者按预约时间1周后来拔除35、45的时候，上颌两侧阻生尖牙位置已有明显的改善；1个

月后复诊时上颌尖牙已达到比较理想的位置。短短不到40天，如此良好的矫治效果，让身边的进修医生都为之震撼。

　　附录：武氏助萌牵引辅弓（图9-54）。

　　正畸小贴士：武氏助萌牵引辅弓采用0.8mm不锈钢丝弯制而成。图9-54a的黑色箭头处显示在侧切牙托槽远中设置了朝龈方的U形固位竖突。第二前磨牙的近中设置了朝龄方的牵引钩状竖突（图9-54a，绿色箭头处），在第一磨牙与第二磨牙之间有个末端折弯或小圈，装配时，该辅弓从固定矫治器托槽龄方，将侧切牙处的竖突从正畸主弓丝内侧插入，采用多个0.25mm短结扎丝将其分别拴系在相应的固定矫治器的托槽上固位。武氏助萌牵引辅弓临床应用示意图（图9-55）。

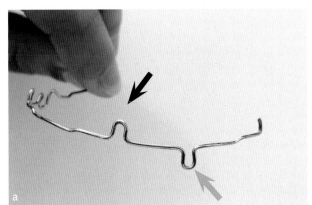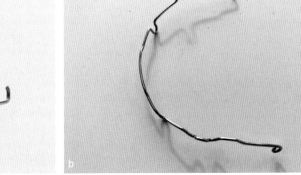

图9-54

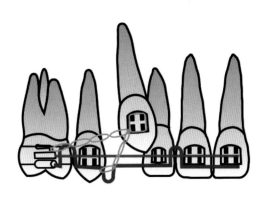

图9-55

10

武氏反殆 I 型矫治器正畸临床案例

ANALYSIS OF CLINICAL CASES OF
WU'S ANTI JAW TYPE I APPLIANCE
IN ORTHODONTICS

作者研发的武氏反𬌗矫治器，专利名称：上颌牙弓前移矫治器；专利号：ZL 2016 2 0007236.2。目前正畸临床上分为3型；①武氏反𬌗Ⅰ型矫治器；②武氏反𬌗Ⅱ型矫治器；③武氏反𬌗Ⅲ型矫治器。

（1）武氏反𬌗Ⅰ型矫治器（乳牙列、替牙列及恒牙列均可使用）

• 上颌装配武氏正畸专利装置4钩Nance托。

• 下颌装配配套的固定式舌弓装置（颊屏、𬌗垫及靴形曲唇弓）。

备注：上下牙弓宽度不调者，比如全牙弓反𬌗患者常规使用颊屏。

• 常规实施复合Ⅲ类颌间弹力牵引。

（2）武氏反𬌗Ⅱ型矫治器（替牙列期或恒牙列期）

• 上颌装配武氏正畸专利装置4钩Nance托。

• 下颌装配恒牙期下半口固定矫治器，替牙期片段弓矫治器，例如2×4矫治器等。两侧后牙使用光固化蓝胶树脂或玻璃离子水门汀材料制作粘接式𬌗垫。

• 常规实施复合Ⅲ类颌间弹力牵引。

备注：下前牙直立或唇倾的牙性反𬌗或轻度骨性反𬌗患者。

（3）武氏反𬌗Ⅲ型矫治器（成人骨性反𬌗患者的Ⅰ期矫治）

• 上颌装配武氏正畸专利装置4钩Nance托。

• 下颌装配力推装置（Carriere力推）或联动拉杆矫治器，两侧后牙使用光固化蓝胶树脂或玻璃离子水门汀材料制作粘接式𬌗垫。

• 常规实施复合Ⅲ类颌间弹力牵引。

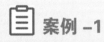 案例 -1

武氏反𬌗Ⅰ型矫治器矫治乳牙列反𬌗

初次接诊（2018-02-07）

某女，5岁，幼儿园学生，乳前牙反𬌗要求正畸治疗。

病史：既往体健，无家族遗传史，有下前牙前伸的不良习惯。

临床检查：①一般检查：左右基本对称，下唇外翻，颏部偏前突。②口内检查：全口乳牙列，乳前牙反覆盖6mm，52、53、62、63、71、72、81、82邻牙间存在散隙，下颌乳磨牙偏于近中关系。全口卫生良好，未见龋坏。③模型分析：上下牙弓呈卵圆型，乳前牙反覆盖约6mm，下前牙舌倾，52、53、62、63、71、72、81、82邻牙间存在散隙，下颌乳磨牙偏于近中关系。④矫治前全景片显示：恒牙胚发育基本正常，乳牙列未见龋坏阴影。

常规拍摄患者面像（图10-1-1）、牙𬌗像（图10-1-2）、模型照（图10-1-3）、X线头颅定位侧位片（图10-1-4）及口腔全景片（图10-1-5）。

患者初诊X线头影测量数据如图10-1-6所示。

问题列表：上下牙弓呈卵圆型，乳前牙反覆盖约6mm，下前牙舌倾，52、53、62、63、71、72、81、82邻牙间存在散隙。下唇外翻，颏部偏前突。下颌乳磨牙偏于近中关系。

诊断：①安氏Ⅲ类错𬌗。②Ⅰ类骨面型。③均角。

　　治疗计划：①早期解除乳牙反𬌗，上下颌分别装配功能型的武氏反𬌗Ⅰ型矫治器。②在下颌磨牙做树脂粘接式𬌗垫，使用橡皮圈做复合Ⅲ类牵引。③辅助头帽牵引器纠正下颌前伸不良习惯。④调整乳牙覆𬌗、覆盖的基本关系，保持反𬌗矫正后的基本稳定。⑤观察。

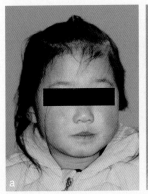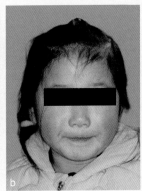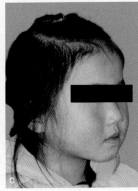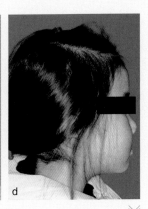

图10-1-1

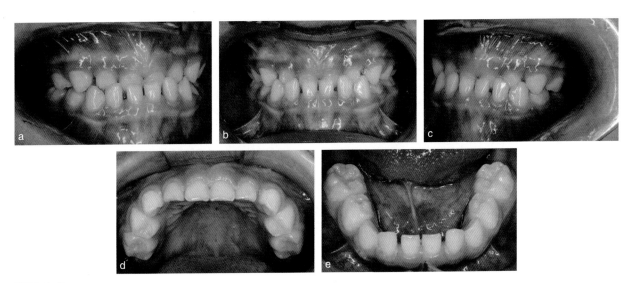

图10-1-2

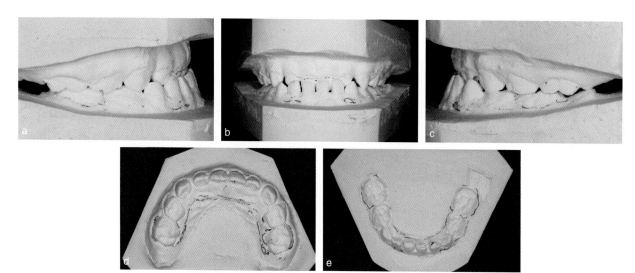

图10-1-3

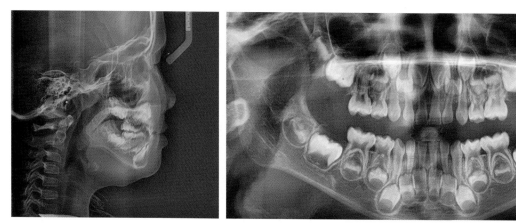

图10-1-4　　　　　图10-1-5

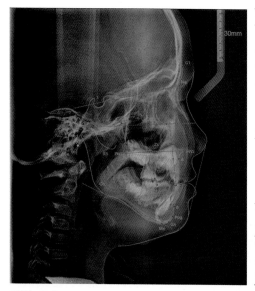

图10-1-6

分析方法	测量值	参考值	评测结果
骨性			
SNA	77.9*	83.0° (±4.0)	上颌后缩
SNB	75.6*	80.0° (±4.0)	下颌后缩
ANB	2.3	3.0° (±2.0)	骨性 I 类
MP-SN	37.9*	30.0° (±6.0)	下颌平面偏陡，高角倾向
FMA (MP-FH)	28.2	26.8° (±3.0)	下颌平面陡度正常
GoGn-SN	36.7*	32.0° (±4.0)	下颌平面角偏大，高角倾向
牙性			
U1-SN	84.3***	106.0° (±6.0)	上颌中切牙直立或舌倾 (SN)
L1-MP (deg)	91.9	93.9° (±6.2)	下颌中切牙与下颌平面夹角正常
U1-L1	145.9**	124.0° (±8.0)	上下颌中切牙夹角偏大
Wits			
Wits	-1.3***	-2.2mm (±0.3)	骨性 II 类倾向
软组织			
LL-EP	1.3	2.0mm (±2.0)	下唇到EP线距离正常
UL-EP	-1.7*	1.0mm (±2.0)	上唇后缩 (EP)

矫治过程 –1

　　临床处置：55、65、75、85用27号磨牙带环，使用1.0mm的不锈钢钢丝弯制、焊接制作武氏反𬌗矫治器。75、85做树脂粘接式𬌗垫。

　　拍摄患者临床处置后的面像（图10-1-7）及牙𬌗像（图10-1-8），自己动手制作的武氏反𬌗Ⅰ型矫治器上下颌装置照片（图10-1-9）。

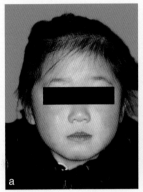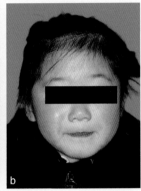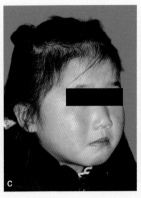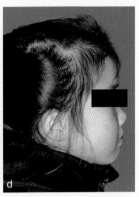

图10-1-7

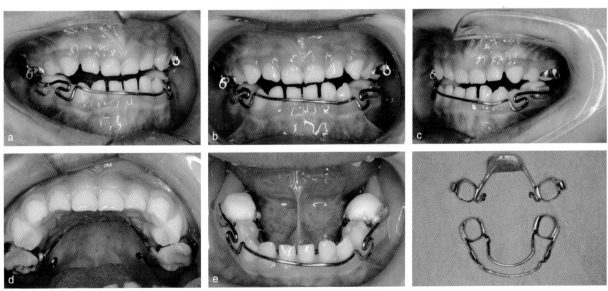

图10-1-8　　　　　　　　　　　　　　　　　　　　　　　图10-1-9

矫治过程 –2

　　临床处置：临床检查患者的面型和前牙反𬌗有了明显的改善。调整咬合，继续复合Ⅲ类牵引。

　　拍摄患者临床处置后的面像（图10-1-10）及牙𬌗像（图10-1-11）。

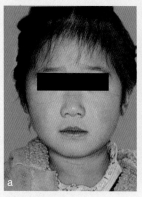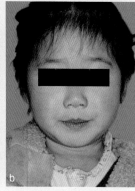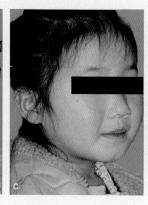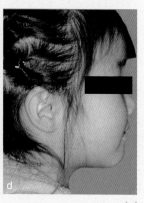

图10-1-10

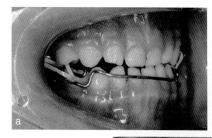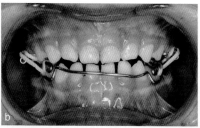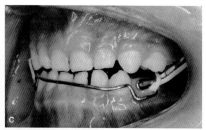

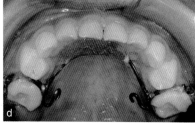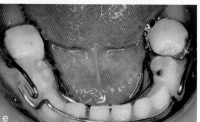

图10-1-11

矫治过程 -3

（2018-05-26）

　　临床处置：根据患者正面、侧面及牙𬌗像检查，患者的面型容貌美观，口内的反𬌗已解决。拆除𬌗垫及下颌的矫治装置。前牙覆𬌗、覆盖基本达到中性关系。

　　拍摄患者临床处置后的面像（图10-1-12）及牙𬌗像（图10-1-13）、X线头颅定位侧位片（图10-1-14）和口腔全景片（图10-1-15）。

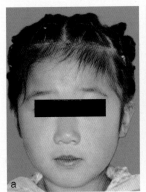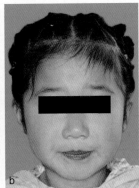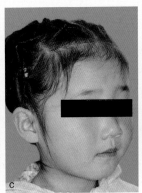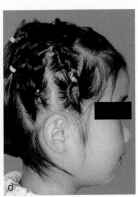

图10-1-12

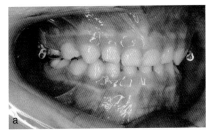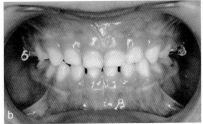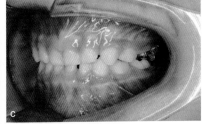

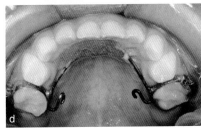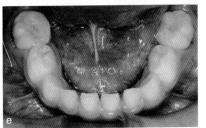

图10-1-13

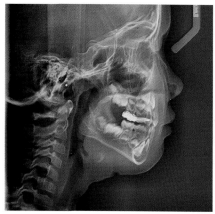

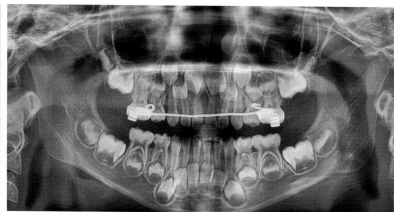

图10-1-14

图10-1-15

矫治过程 –4

（2018-08-27）

　　临床处置：矫治时间6个半月，拆除上颌的矫治装置，矫治结束。

　　拍摄患者临床处置后的面像（图10-1-16）及口内照（图10-1-17）、X线头颅定位侧位片（图10-1-18）和口腔全景片（图10-1-19）。

　　矫治后X线头影测量数据如图10-1-20所示。

　　矫治前后X线头影重叠图如图10-1-21所示。

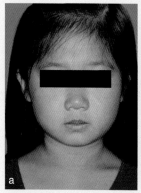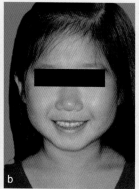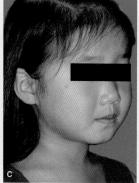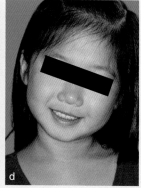

图10-1-16

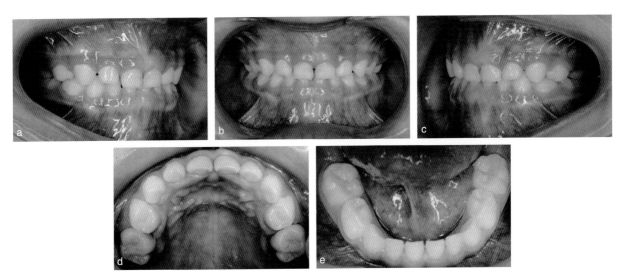

图10-1-17

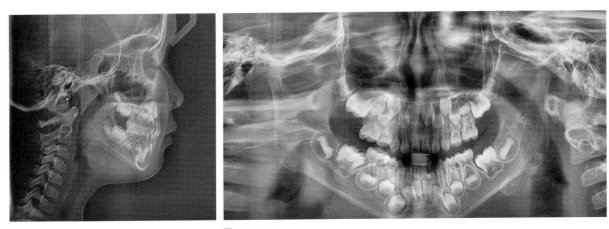

图10-1-18　　　　　　　图10-1-19

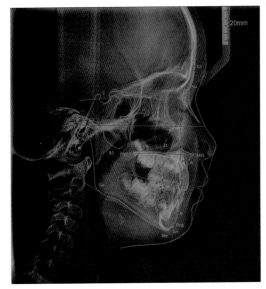

图10-1-20

分析方法	测量值	参考值	评测结果
骨性			
SNA	83.8	83.0°（±4.0）	上颌相对颅底位置正常
SNB	79.5	80.0°（±4.0）	下颌相对颅底位置正常
ANB	4.3	3.0°（±2.0）	骨性Ⅰ类
MP-SN	34.9	30.0°（±6.0）	下颌平面陡度（SN）正常
FMA（MP-FH）	29.2	26.8°（±3.0）	下颌平面陡度正常
GoGn-SN	32.5	32.0°（±4.0）	下颌平面角正常
牙性			
U1-SN	89.6**	106.0°（±6.0）	上颌中切牙直立或舌倾（SN）
L1-MP（deg）	82.0*	93.9°（±6.2）	下颌中切牙直立或舌倾（MP）
U1-L1	153.5***	124.0°（±8.0）	上下颌中切牙夹角偏大
Wits			
Wits	-1.6**	-2.2mm（±0.3）	骨性Ⅱ类倾向
软组织			
LL-EP	2.2	2.0mm（±2.0）	下唇到EP线距离正常
UL-EP	1.7	1.0mm（±2.0）	上唇到EP线距离正常

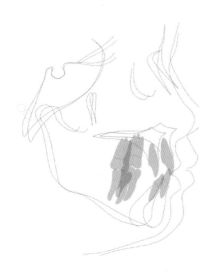
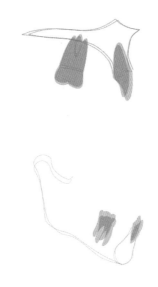

图10-1-21

治疗体会

（1）本案例是安氏Ⅲ类错𬌗，Ⅰ类骨面型，均角。在术中利用了武氏反𬌗Ⅰ型矫治器，在下颌后牙咬合面上做固定式𬌗垫，分别用橡皮圈做Ⅲ类牵引，定期不断更换橡皮圈，通过武氏反𬌗Ⅰ型矫治器有效解决了患者的前牙反𬌗，同时也改善了患者的面型，使其面型更为美观。在乳牙列反𬌗矫治过程中，武氏反𬌗Ⅰ型矫治器是有效快速解决前牙反𬌗的利器。

（2）乳牙列的反𬌗应尽早加以矫正，使患者的面像和下颌骨的过度发育得到良好改善，同时也解决了患者的生理和心理障碍。

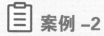

11岁男孩前牙反𬌗矫治案例

这是一名11岁小男孩，因牙齿"地包天"，影响美观及咀嚼功能，家长带孩子来医院寻求正畸治疗，他的侧貌面中份凹陷，呈现Ⅲ类骨面型特征，替牙列，其53、63、75、85尚未替换。口内见下颌切牙萌出过长，代偿性舌倾，下前牙反包上颌4颗切牙，反覆𬌗深，几乎全遮盖上颌前牙，正面观察看不到上颌切牙。显而易见，他的下颌Spee曲线陡峭。中段牙弓34刚萌出，44还未破龈冒头，形成牙弓的低谷态势，这些都给正畸矫治增加了难度。

如何进行矫治设计？如何排兵布阵？每一步都在考验正畸医生的智慧与能力？

针对该儿童早期矫治特点，我们采用个性化设计，为他量身定做了武氏反𬌗Ⅰ型矫治器，使用正畸专利特色技术治疗。

常规拍摄患者面像（图10-2-1）、牙𬌗像（图10-2-2）、X线头颅定位侧位片（图10-2-3）和口腔全景片（图10-2-4）及矫治前X线头影测量数据（图10-2-5）。

　　临床处置：我们给患者装配了正畸专利装置——武氏反骀Ⅰ型矫治器，即上颌牙弓装配了4钩Nance托，便于挂4根橡皮圈实施复合Ⅲ类牵引；下颌牙弓装配了配套固定式舌弓装置。固定式舌弓紧抵下颌切牙舌面，有对抗下颌切牙舌倾的功能。对于出现下颌切牙代偿性舌倾的骨性反骀患者是常规应用。如果有必要，固定式舌弓可增添基托挡板，通常挡板胶托平齐下颌切牙的切缘，像一堵墙般抵住整个舌侧的牙面，增强下颌前牙支抗（图10-2-9）。下颌两侧后牙段牙齿咬合面用自凝塑料制作了骀垫，垫开前牙反骀的锁结关系，在上颌4钩Nance托与下颌唇弓的倒置靴曲之间，挂1/4英寸橡皮圈实施复合Ⅲ类牵引，使上颌牙弓向近中、下颌牙弓向远中移动，矫治前牙反骀畸形。

　　拍摄患者临床处置后的面像（图10-2-6）及牙骀像（图10-2-7）。

　　武氏反骀Ⅰ型矫治器制作牙模如图10-2-8所示。

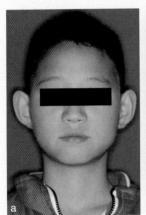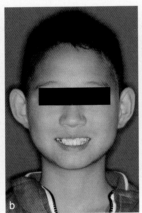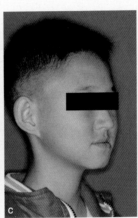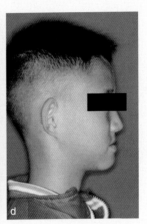

图10-2-1

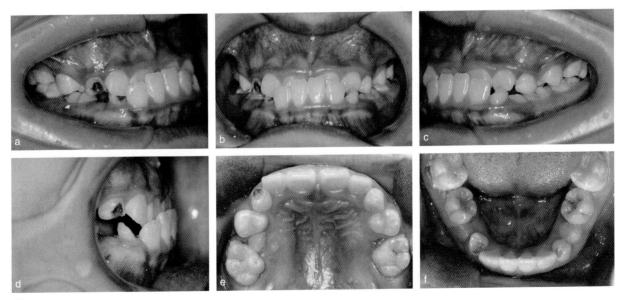

图10-2-2

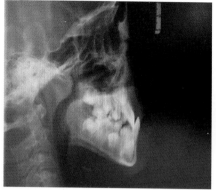
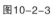

图10-2-3

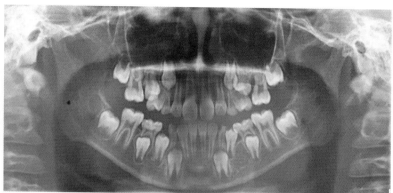

图10-2-4

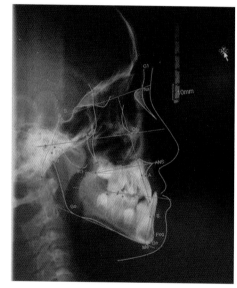

图10-2-5

分析方法	测量值	参考值	评测结果
骨性			
SNA	72.8**	82.0°（±4.0）	上颌后缩
SNB	76.0*	80.0°（±4.0）	下颌后缩
ANB	−3.2***	3.0°（±2.0）	骨性Ⅲ类倾向
MP–SN	41.5*	30.0°（±6.0）	下颌平面偏陡，高角倾向
FMA（MP–FH）	30.0*	26.8°（±3.0）	下颌平面偏陡，高角倾向
GoGn–SN	39.9*	32.0°（±4.0）	下颌平面角偏大，高角倾向
牙性			
U1–SN	88.0***	106.0°（±6.0）	上颌中切牙直立或舌倾（SN）
IMPA（L1–MP）	79.8**	94.7°（±5.2）	下颌中切牙相对下颌平面直立或舌倾
U1–L1	150.7***	124.0°（±8.0）	上下颌中切牙夹角偏大
Wits			
Wits	−8.8***	−2.2mm（±0.3）	骨性Ⅲ类倾向
软组织			
UL–EP	−4.9**	1.0mm（±2.0）	上唇后缩（EP）
LL–EP	0.3	2.0mm（±2.0）	下唇到EP线距离正常

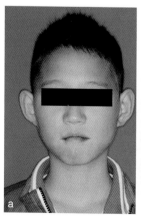
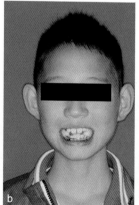
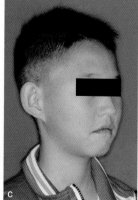
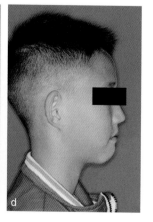

图10-2-6

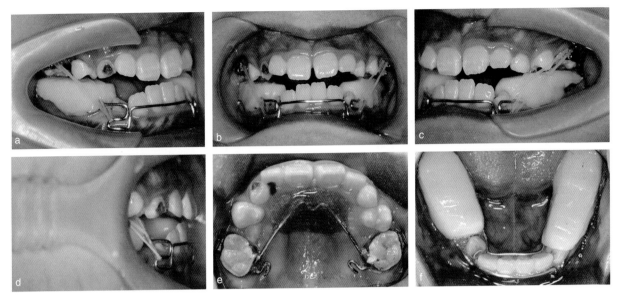

图10-2-7

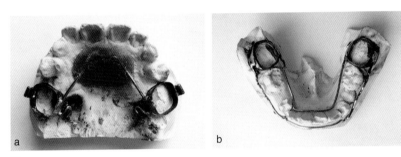

图10-2-8

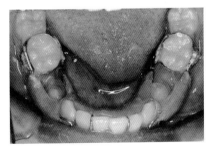

图10-2-9

矫治过程 –1

　　复诊检查及临床处置：间隔4周复诊，患者侧貌明显改善，颜面中份较前丰满，上下切牙呈现切对切关系。

　　常规拍摄患者面像（图10-2-10）及牙殆像（图10-2-11）。

　　按照治疗常规均匀打磨降低下颌两侧后牙殆垫高度，身边的进修医生惊喜地发现该患者前牙反殆已经获得解除，并建立了1mm覆殆关系。嘱继续实施24小时复合Ⅲ类牵引。

　　拍摄患者临床处置后的牙殆像（图10-2-12）。

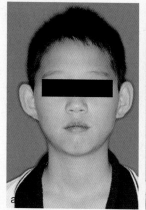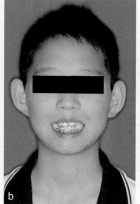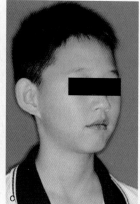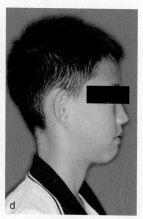

图10-2-10

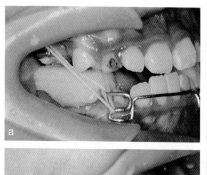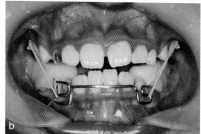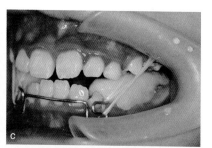
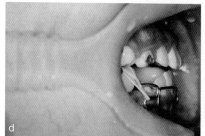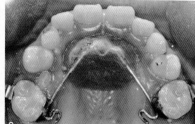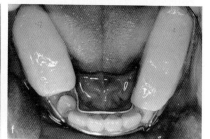

图10-2-11

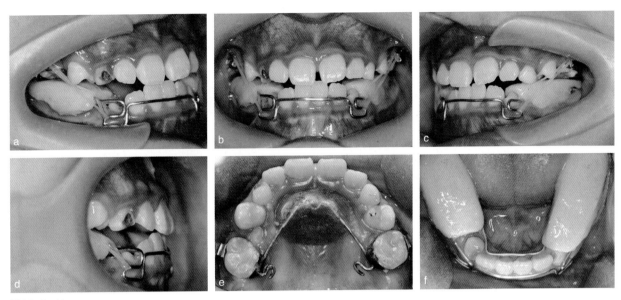

图10-2-12

矫治过程 –2

（2016–07–08）

　　常规拍摄患者面像（图10-2-13）及牙殆像（图10-2-14）。

　　复诊检查及临床处置：患者前牙反殆已经获得矫正，呈浅覆殆状况，进食正常。调磨后牙殆垫降低其高度，注意打磨后两侧殆垫要保持与对颌磨牙均匀接触。嘱患者挂2根橡皮圈，即每侧减少一个橡皮圈，维持矫治效果。

　　拍摄患者临床处置后的牙殆像（图10-2-15）。

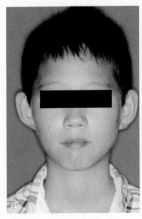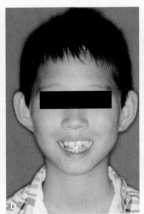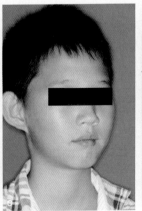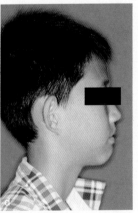

图10-2-13

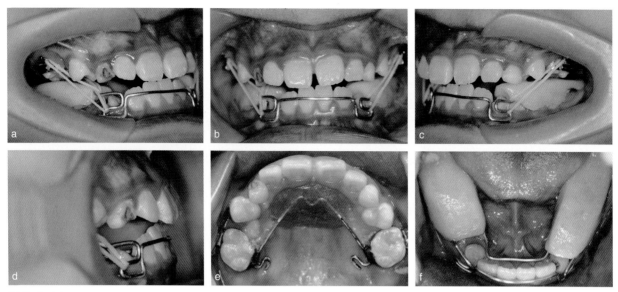

图10-2-14

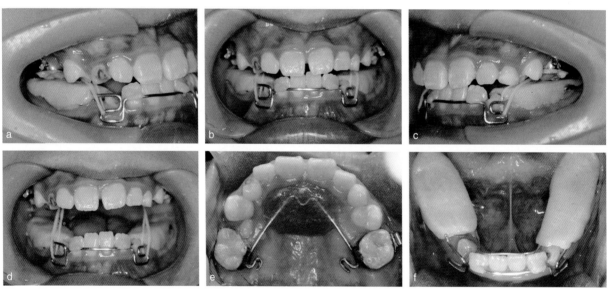

图10-2-15

矫治过程 -3

　　常规拍摄患者面像（图10-2-16）及牙𬌗像（图10-2-17）。

　　临床处置：该患者前牙反𬌗，经过使用武氏反𬌗Ⅰ型矫治器2个月零10天治疗（2016年5月22日至2016年8月1日），前牙已经达到正常覆𬌗、覆盖关系，达到预期矫治目标。拆除上下颌矫治装置。准备结束治疗，因发现16/46、26/36呈现后牙覆盖过大现象，遂分别在上颌磨牙粘接颊面管，下颌磨牙𬌗面制作树脂舌侧扣。挂1/4英寸橡皮圈做跨𬌗交互牵引。

　　拍摄患者临床处置后的牙𬌗像（图10-2-18）。

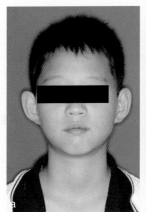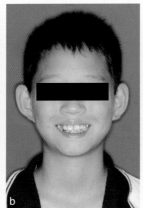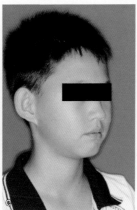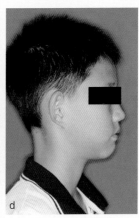

图10-2-16

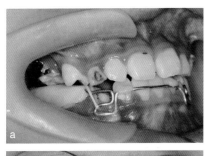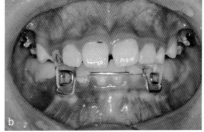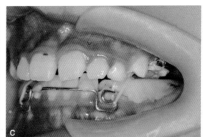
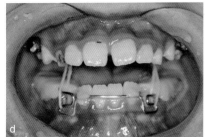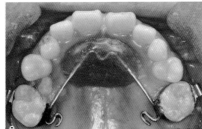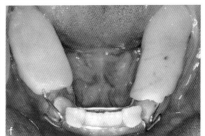

图10-2-17

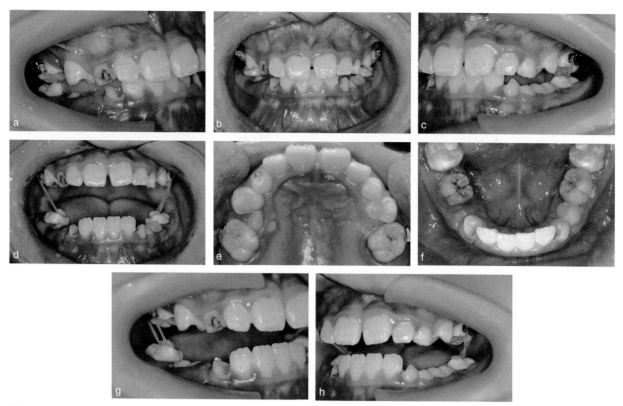

图10-2-18

矫治过程 -4

　　临床处置： 该患者经过上述颌间交互牵引治疗，16/46、26/36后牙覆盖过大现象已经获得部分纠正。为了获得更好效果，去掉殆面树脂舌侧扣，分别在36、46牙冠舌面粘接舌侧扣，继续挂1/4英寸橡皮圈做颌间交互牵引。

　　拍摄患者临床处置后的面像（图10-2-19）及牙殆像（图10-2-20）。

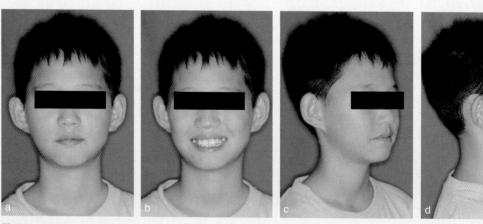
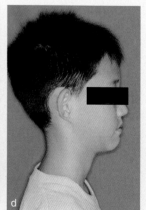

图10-2-19

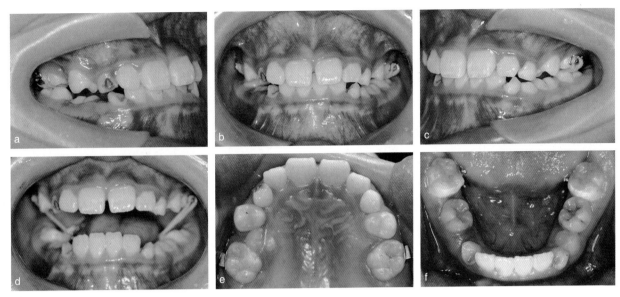

图10-2-20

矫治过程 –5

（2016–08–19）

临床处置：该患者16/46、26/36后牙覆盖过大现象基本获得矫治，嘱白天不挂橡皮圈，仅晚上继续挂1/4英寸橡皮圈做颌间交互牵引维持疗效。

拍摄患者临床处置后的面像（图10-2-21）及牙𬌗像（图10-2-22）。

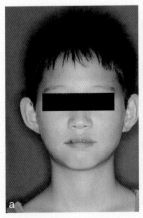
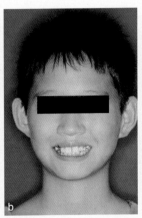
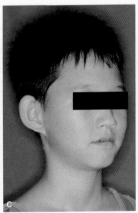
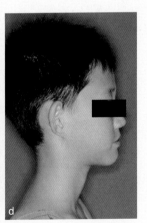

图10-2-21

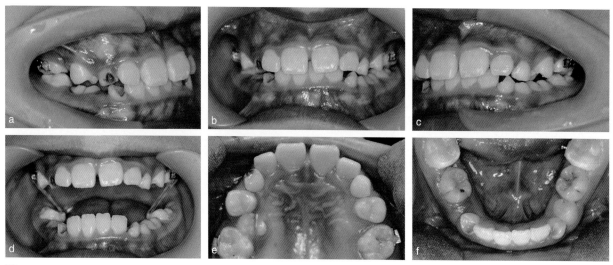

图10-2-22

矫治过程 -6

　　常规拍摄患者面像（图10-2-23）及牙拾像（图10-2-24）。

　　复诊检查：该患者16/46、26/36后牙覆盖过大现象获得过矫治，达到预期目标。拆除上下颌第一磨牙矫治附件（颊面管及舌侧扣），拍摄头颅定位侧位片及口腔全景片，结束正畸治疗。

　　临床处置：拍摄临床处置后的牙拾像（图10-2-25）、X线头颅定位侧位片（图10-2-26）及口腔全景片（图10-2-27）。

　　矫治后X线头影测量数据如图10-2-28所示。

　　矫治前后X线头影重叠图如图10-2-29所示。

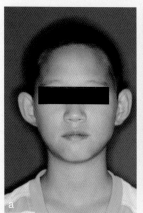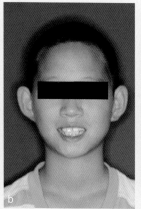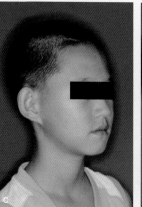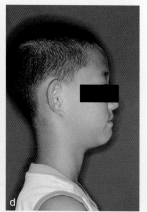

图10-2-23

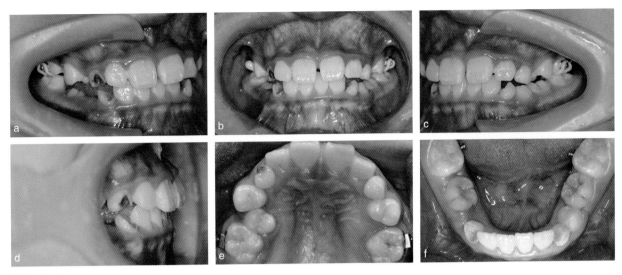

图10-2-24

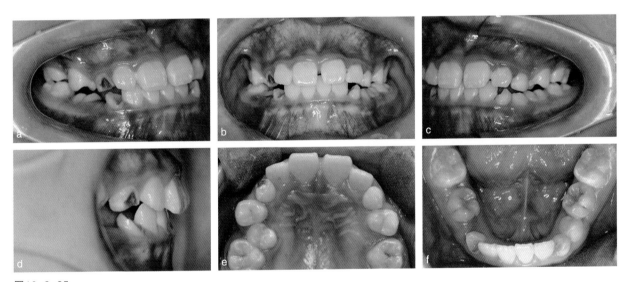

图10-2-25

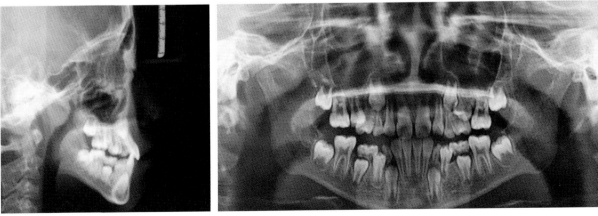

图10-2-26 　　　　　　　　图10-2-27

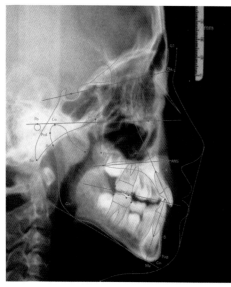

分析方法	测量值	参考值	评测结果
骨性			
SNA	75.5*	83.0°（±4.0）	上颌后缩
SNB	75.5*	80.0°（±4.0）	下颌后缩
ANB	0.1*	3.0°（±2.0）	骨性Ⅲ类倾向
MP-SN	42.6**	30.0°（±6.0）	下颌平面偏陡，高角倾向
FMA（MP-FH）	31.5*	26.8°（±3.0）	下颌平面偏陡，高角倾向
GoGn-SN	42.4**	32.0°（±4.0）	下颌平面角偏大，高角倾向
牙性			
U1-SN	101.4	106.0°（±6.0）	上颌中切牙到SN平面夹角正常
L1-MP（deg）	78.8**	93.9°（±6.2）	下颌中切牙直立或舌倾（MP）
U1-L1	137.1*	124.0°（±8.0）	上下颌中切牙夹角偏大
Wits			
Wits	-6.6***	-2.2mm（±0.3）	骨性Ⅲ类倾向
软组织			
LL-EP	0.7	2.0mm（±2.0）	下唇到EP线距离正常
UL-EP	-1.1*	1.0mm（±2.0）	上唇后缩（EP）

图10-2-28

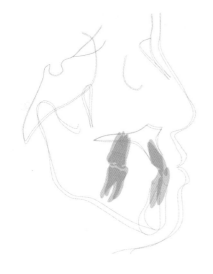
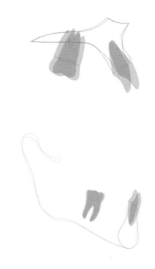

图10-2-29

矫治体会

　　这是一名11岁小男孩，替牙期骨性反𬌗、高角患者。因其处于替牙期，颌骨也处于生长发育期，故先行Ⅰ期矫治，采用武氏反𬌗Ⅰ型矫治器进行矫治，先解除前牙区反𬌗，并维持前牙稳定的覆𬌗、覆盖关系；待替牙期结束后，进入恒牙列期，如有必要则重新诊断分析制订矫治方案再行Ⅱ期矫治。该患者矫治初期装配武氏反𬌗Ⅰ型矫治器，并在下颌后牙𬌗面垫𬌗垫，打开锁结，同时配合Ⅲ类复合颌间弹力牵引，在牵引力的作用下，诱导上颌骨向前发育，使下颌骨向后移动，在2个多月的时间内解除了前牙区反𬌗关系，上颌发育压抑获得释放，颜面中份原本凹陷的部分逐渐丰满起来，患者容貌极大改善，给患者及家长增强了信心，在矫治过程中更加配合。

　　需要注意的是，一旦患者前牙反𬌗解除，要逐步磨除降低后牙区𬌗垫高度，使前牙区建立较好的覆𬌗关系，防止反𬌗复发。该患者在拆除武氏反𬌗Ⅰ型矫治器的时候，我们发现存在后牙覆盖过大，继续发展下去有演变成锁𬌗的趋势。于是，我们及时采用正畸手段给予颌间交互牵引治疗，获得良好的效果。

武氏反殆Ⅰ型矫治器为固定式矫治器，类似于口内版的前方牵引器装置，对于依从性较差的患者矫治反殆起了较好的作用，缩短了矫治时间，提高了矫治效果。

　　附录：武氏反殆Ⅰ型矫治器模型（图10-2-30）。

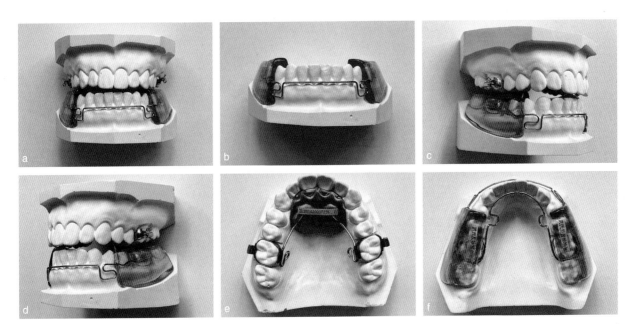

图10-2-30

赠阅第10章
案例3、案例4
请扫码浏览

11

武氏反骀Ⅱ型矫治器正畸临床案例

ANALYSIS OF CLINICAL CASES OF
WU'S ANTI JAW TYPE II APPLIANCE
IN ORTHODONTICS

案例 –1

12岁男孩上颌尖牙埋伏阻生、前牙反𬌗矫治案例

初次接诊（2020-12-05）

某患者，男，12岁。

主诉： 前牙地包天，影响咀嚼及美观，要求矫治。

检查： 颜面部基本对称，面中1/3凹陷，恒牙列早期，上颌骨发育不足，下颌骨发育尚可，呈Ⅲ类骨面型，13、17、27未萌出，42-33切端反咬在12-22唇侧切1/3处。双侧磨牙均为近中关系。

口腔全景片显示：13阻生，38、48存在，未见18、28，双侧髁状突未见异常。下前牙唇倾。X线头颅片显示：均角，上前牙直立。

常规拍摄患者面像（图11-1-1）、牙𬌗像（图11-1-2）、X线头颅定位侧位片（图11-1-3）、口腔全景片（图11-1-4）及X线头影测量数据（图11-1-5）。

诊断： ①恒牙列早期前牙反𬌗。②安氏Ⅲ类错𬌗。③骨性Ⅲ类错𬌗。④13埋伏阻生。

矫治设计： 由于该患者ANB角为–3.1°，L1-MP为94.7°，故可以采用如下矫治方案：①制作武氏反𬌗Ⅱ型矫治器，垫开咬合，配合Ⅲ类牵引，解除前牙反𬌗。②经典滑动架装置牵引13埋伏牙。③排齐整平上下牙列。④尽量调整磨牙、尖牙至中性关系。⑤加深前牙覆𬌗防止复发。⑥设计制作个性化保持器。

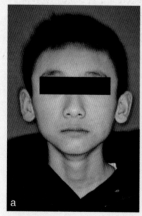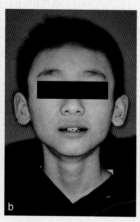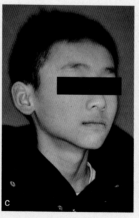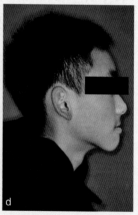

图11-1-1

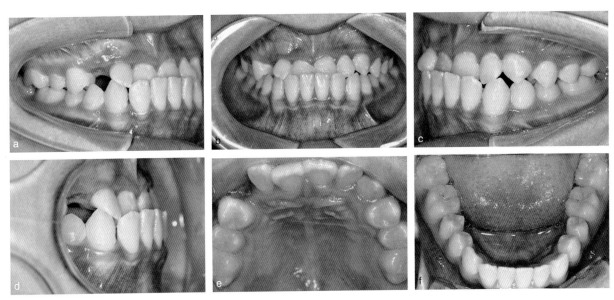

图11-1-2

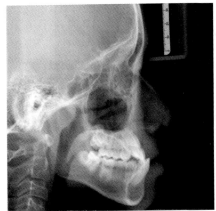

图11-1-3

图11-1-4

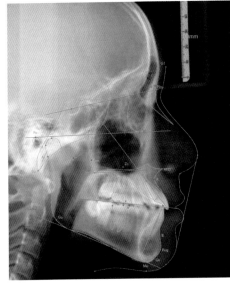

图11-1-5

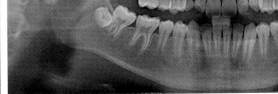

分析方法	测量值	参考值	评测结果
骨性			
SNA	76.5*	83.0°（±4.0）	上颌后缩
SNB	79.6	80.0°（±4.0）	下颌相对颅底位置正常
ANB	-3.1***	3.0°（±2.0）	骨性Ⅲ类倾向
MP-SN	34.0	30.0°（±6.0）	下颌平面陡度（SN）正常
FMA（MP-FH）	24.5	26.8°（±3.0）	下颌平面陡度正常
GoGn-SN	31.9	32.0°（±4.0）	下颌平面角正常
牙性			
U1-SN	99.4*	106.0°（±6.0）	上颌中切牙直立或舌倾（SN）
L1-MP（deg）	94.7	93.9°（±6.2）	下颌中切牙与下颌平面夹角正常
U1-L1	131.9	124.0°（±8.0）	上下颌中切牙夹角正常
Wits			
Wits	-6.5***	-2.2mm（±0.3）	骨性Ⅲ类倾向
软组织			
LL-EP	2.6	2.0mm（±2.0）	下唇到EP线距离正常
UL-EP	-2.9*	1.0mm（±2.0）	上唇后缩（EP）

矫治过程 –1　初上矫治器

（2020–12–13）

　　临床处置：上颌装配4钩Nance托（武氏反𬌗矫治器上颌部分结构）。下颌粘MBT金属自锁托槽，0.018英寸镍钛丝纳入托槽槽沟，使用0.8mm不锈钢丝弯制扁担弓装配下颌切牙，36、46蓝胶垫开咬合，1/4英寸橡皮圈Ⅲ类复合牵引。

　　拍摄患者临床处置后的牙𬌗像（图11-1-6），4钩Nance托制作照片（图11-1-7）。

　　备注：镍钛丝+扁担弓挂Ⅲ类牵引可在解除反𬌗的同时排齐牙列，缩短矫治疗程。

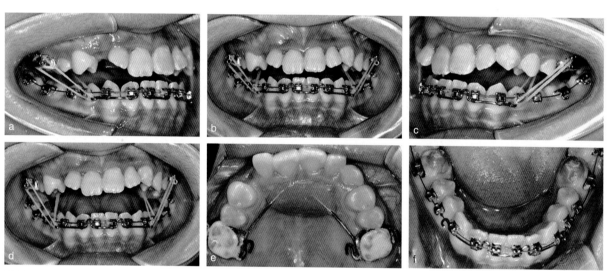

图11-1-6

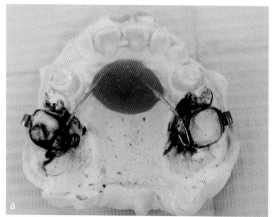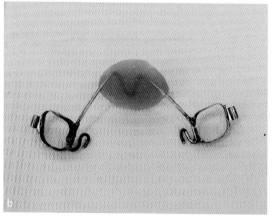

图11-1-7

矫治过程 -2　反𬌗已解除

复诊检查：经武氏反𬌗矫治器治疗1个月后，患者前牙反𬌗已经解除，建立浅覆𬌗、覆盖关系。拍摄患者面像（图11-1-8）及牙𬌗像（图11-1-9）。

临床处置：上颌粘MBT金属自锁托槽，0.012英寸镍钛丝入槽继续Ⅲ类牵引，维持效果。

拍摄患者临床处置后的牙𬌗像（图11-1-10）。

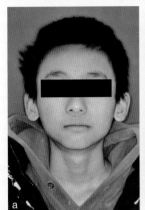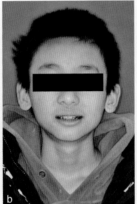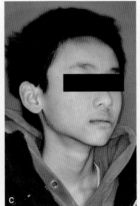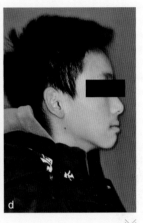

图11-1-8

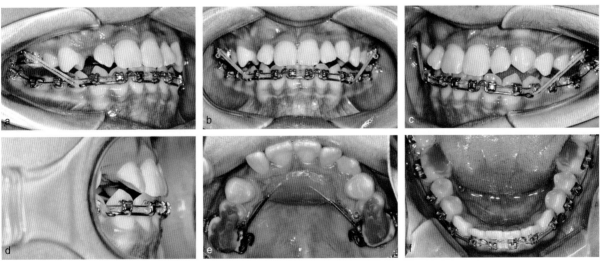

图11-1-9

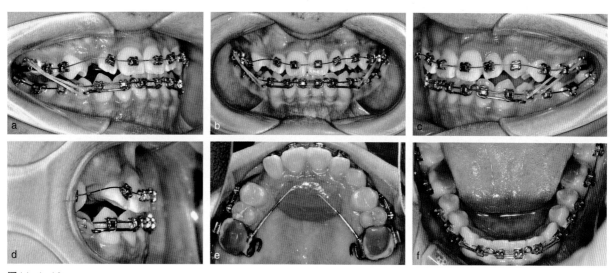

图11-1-10

矫治过程 -3

（2021-02-24）

　　临床处置： 局部麻醉下切开牙龈，暴露埋伏阻生尖牙部分牙冠，在13牙冠唇面粘接托槽牵引助萌。

　　具体操作： 13埋伏牙局部麻醉下切开粘托槽，上颌0.018英寸澳丝在14托槽近中弯制停止曲+澳丝滑动架+推簧，推开间隙，牵引13朝𬌗方、朝远中移动。

　　下颌换0.018英寸澳丝+扁担弓，降低磨牙𬌗垫，双侧单根橡皮圈继续实施颌间Ⅲ类牵引，维持效果。

　　拍摄患者临床处置后的面像（图11-1-11）及牙𬌗像（图11-1-12）。

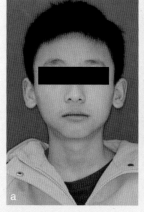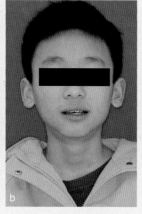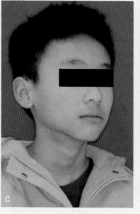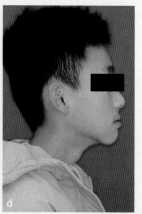

图11-1-11

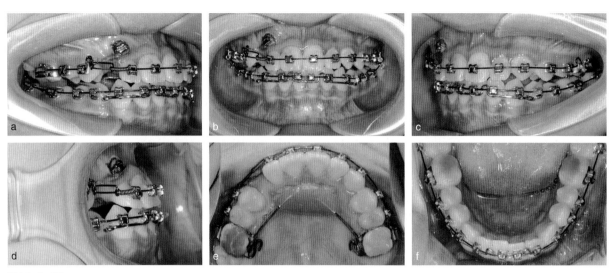

图11-1-12

矫治过程 -4

　　临床处置：换橡皮链，推簧近中放置推杆。

　　将推簧力量传导于11上，避免12受力过大，同时调整对齐中线。

　　拍摄患者临床处置后的面像（图11-1-13）及牙殆像（图11-1-14）。

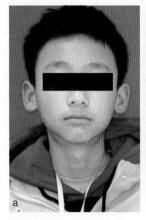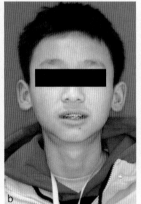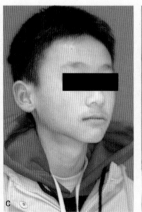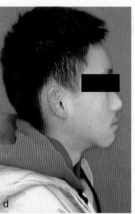

图11-1-13

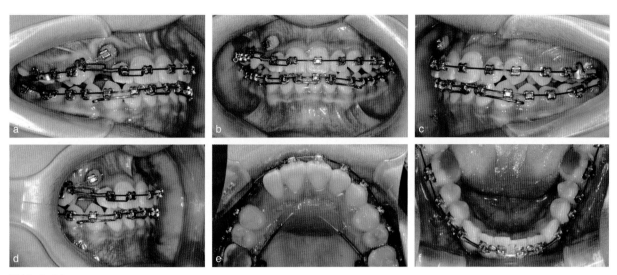

图11-1-14

矫治过程 –5

（2021-04-09）

临床处置：利用武氏反𬌗Ⅱ型矫治器上部强支抗结构，皮链加力向远中牵引13。

拍摄患者临床处置后的面像（图11-1-15）及牙𬌗像（图11-1-16）。

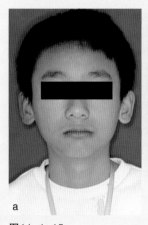
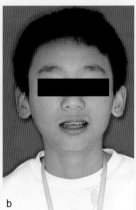
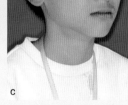
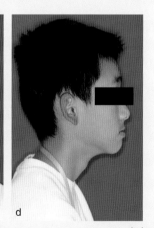

图11-1-15

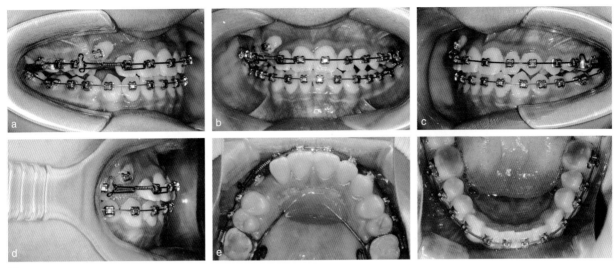

图11-1-16

矫治过程 -6

（2021-04-24）

　　临床处置：上颌采用0.8mm不锈钢丝弯制武氏牵引辅弓助萌，其挂钩设置在尖牙𬌗方，结扎固定在上颌牙弓，挂橡皮链垂直牵引13朝𬌗方移动。

　　拍摄患者临床处置后的面像（图11-1-17）及牙𬌗像（图11-1-18）。

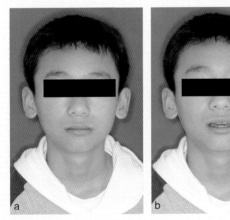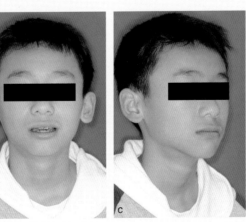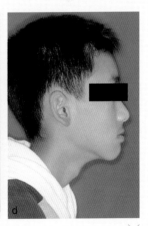

图11-1-17

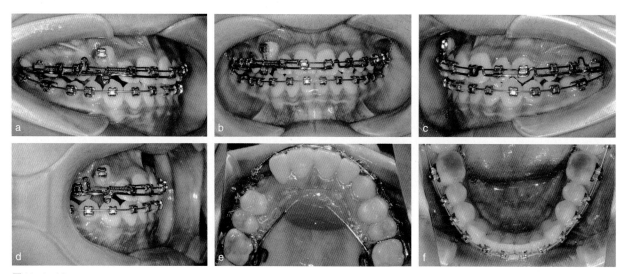

图11-1-18

矫治过程 -7

（2021-05-16）

　　临床处置：上颌更换0.018英寸澳丝，在13处弯制匣形曲，下颌换0.018英寸×0.025英寸镍钛方丝排齐牙列。

　　拍摄患者临床处置后的面像（图11-1-19）及牙𬌗像（图11-1-20）。

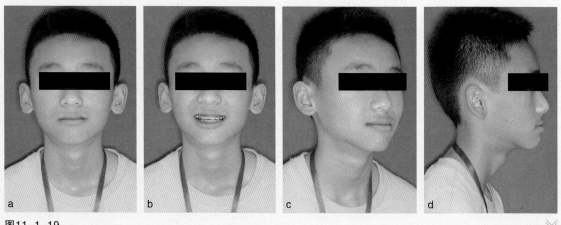

图11-1-19

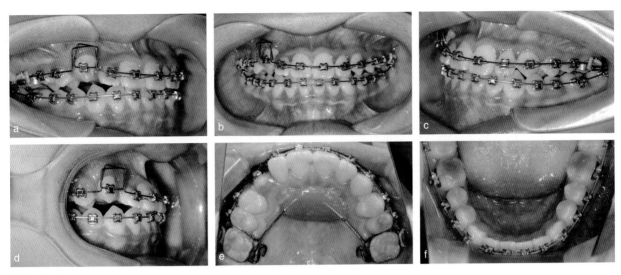

图11-1-20

矫治过程 -8

（2021-06-12）

　　临床处置：复诊检查，见13在正畸弓丝匣形曲的作用力下已经朝𬌗方移动，排入正常牙列（图11-1-21）。

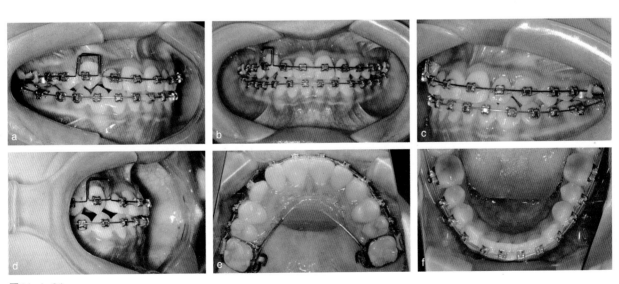

图11-1-21

矫治过程 –9

（2021-07-07）

临床处置： 上颌正畸主弓丝0.018英寸澳丝，为根形外露的13配置0.014英寸澳丝弯制的九曲连环夹，实施13根转矩移动，12根唇向/冠舌向控根移动。下颌正畸弓丝更换0.018英寸×0.025英寸不锈钢方丝，在33、43托槽近中弯制靴形曲。

拍摄患者临床处置后的面像（图11-1-22）及牙𬌗像（图11-1-23）。

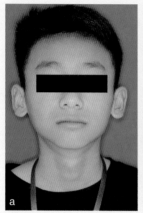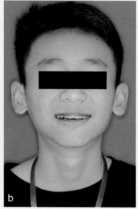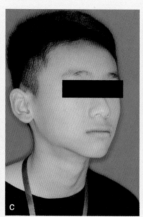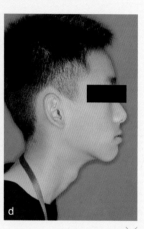

图11-1-22

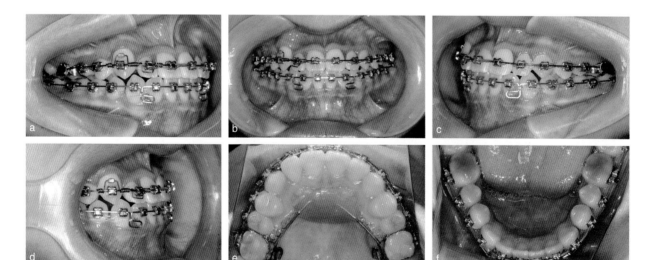

图11-1-23

矫治过程 –10

　　临床处置：上颌更换0.018英寸×0.025英寸镍钛方丝排齐牙列，磨除口内Nance托，打磨降低下颌磨牙蓝胶𬌗垫。

　　拍摄患者临床处置后的面像（图11-1-24）及牙𬌗像（图11-1-25）。

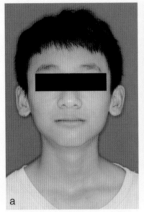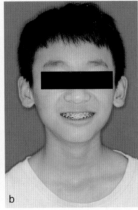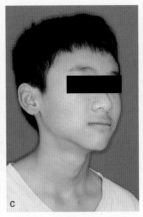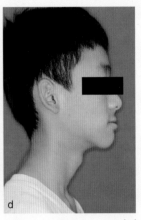

图11-1-24

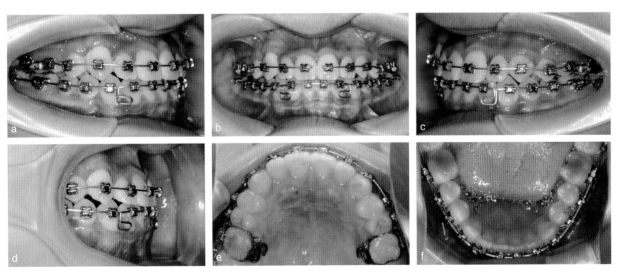

图11-1-25

矫治过程 –11

（2021–09–04）

临床处置：上颌更换0.018英寸×0.025英寸不锈钢方丝，在13、23托槽近中弯制T形曲。

下颌在原有正畸主弓丝靴形曲方丝的基础上，配置0.018英寸澳丝弯制的蛤蟆弓，实施前牙垂直向的调控。

拍摄患者临床处置后的面像（图11-1-26）及牙殆像（图11-1-27）。

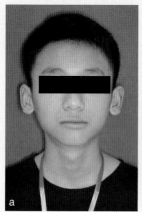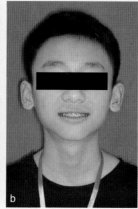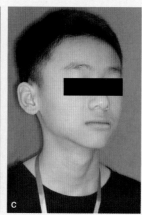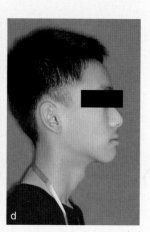

图11-1-26

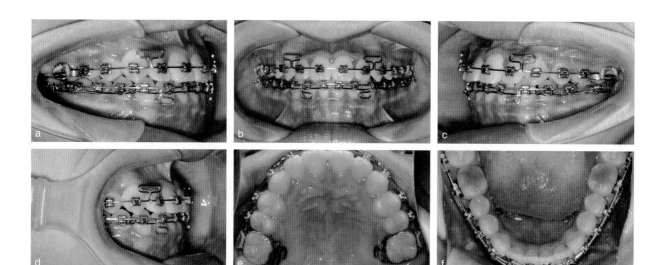

图11-1-27

矫治过程 -12

　　临床处置：去打磨除上下颌磨牙蓝胶殆垫，调整15、25托槽位置。

　　拍摄患者临床处置后的面像（图11-1-28）及牙殆像（图11-1-29）。

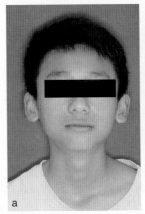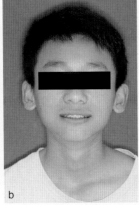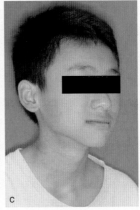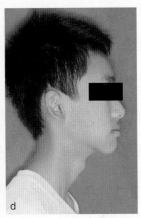

图11-1-28

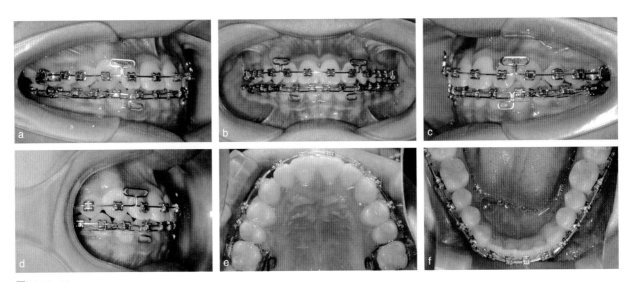

图11-1-29

矫治过程 –13

（2021–10–31）

临床处置：拆除16、26磨牙带环，换成粘接式颊面管，使用橡皮链关闭余隙，打磨去除残余磨牙蓝胶𬌗垫。

拍摄患者临床处置后的面像（图11-1-30）及牙𬌗像（图11-1-31）。

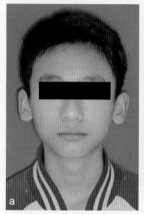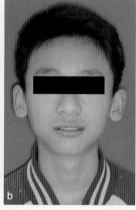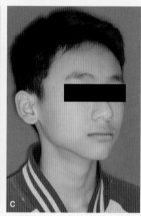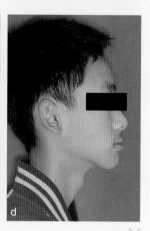

图11-1-30

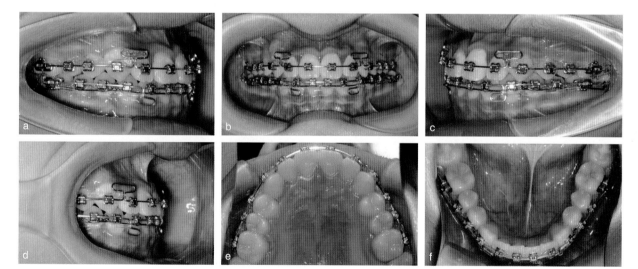

图11-1-31

矫治过程 –14

　　复诊检查：患者上下牙排列整齐，磨牙、尖牙中性关系，上下牙列中线齐，前牙覆殆、覆盖正常。达到预期矫治目标，结束正畸治疗。

　　拍摄患者矫治后前牙殆像如图11-1-33所示。

　　临床处置：结束矫治，拆除矫治器（21、11、13）。

　　拍摄患者临床处置后的面像（图11-1-32）、牙殆像（图11-1-34）、X线头颅定位侧位片（图11-1-35）及口腔全景片（图11-1-36）。

　　矫治后X线头影测量数据如图11-1-37所示。

　　矫治前后X线头影重叠图如图11-1-38所示。

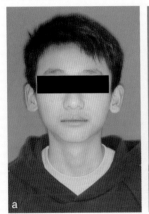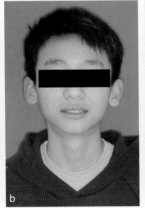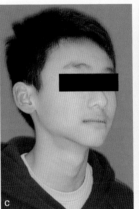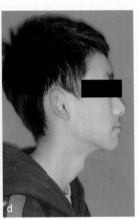

图11-1-32

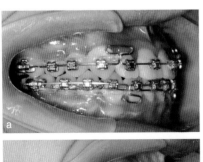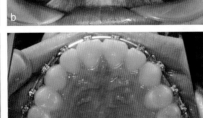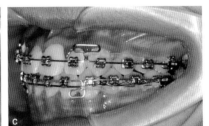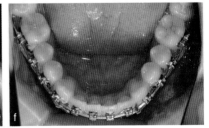

图11-1-33

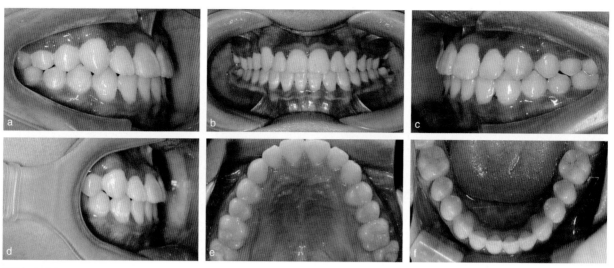

图11-1-34

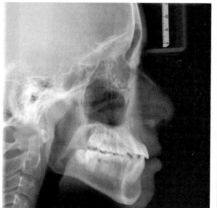

图11-1-35

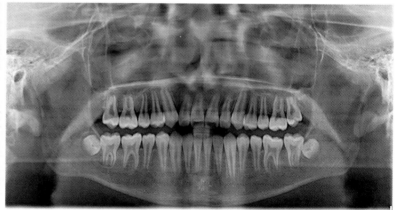

图11-1-36

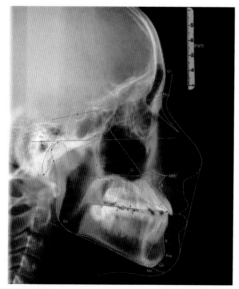

图11-1-37

分析方法	测量值	参考值	评测结果
骨性			
SNA	77.4*	83.0° (±4.0)	上颌后缩
SNB	79.8	80.0° (±4.0)	下颌相对颅底位置正常
ANB	−2.5**	3.0° (±2.0)	骨性Ⅲ类倾向
MP–SN	34.2	30.0° (±6.0)	下颌平面陡度（SN）正常
FMA（MP–FH）	24.5	26.8° (±3.0)	下颌平面陡度正常
GoGn–SN	32.4	32.0° (±4.0)	下颌平面角正常
牙性			
U1–SN	116.3*	106.0° (±6.0)	上颌中切牙唇倾（SN）
L1–MP（deg）	91.6	93.9° (±6.2)	下颌中切牙与下颌平面夹角正常
U1–L1	117.9	124.0° (±8.0)	上下颌中切牙夹角正常
Wits			
Wits	−7.4***	−2.2mm (±0.3)	骨性Ⅲ类倾向
软组织			
LL–EP	−0.0*	2.0mm (±2.0)	下唇到EP线距离正常
UL–EP	−2.3*	1.0mm (±2.0)	上唇后缩（EP）

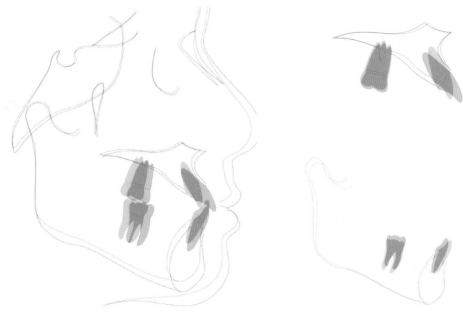

图11-1-38

矫治体会

（1）该男性患者为替牙晚期骨性安氏Ⅲ类错𬌗畸形，均角，下前牙稍唇倾，故可采用武氏反𬌗Ⅱ型矫治器直接进入矫治。

（2）矫治初期戴入武氏反𬌗Ⅱ型矫治器，并在下颌后牙𬌗面垫𬌗垫，打开锁结，同时配合Ⅲ类复合颌间弹力牵引，在牵引力的作用下，诱导上颌骨向前发育，使下颌骨向后移动。1个月的矫治时间让患者看到效果，给患者及家属增强了信心，在矫治过程中更加配合。

（3）需要注意的是，一旦反𬌗解除，逐步磨除降低后牙区𬌗垫的高度，使前牙区建立较好的覆𬌗关系，防止反𬌗复发。

（4）武氏反𬌗矫治器为固定矫治器，类似于口内的前方牵引器。对于依从性较差的患者矫治反𬌗起到了较好的作用，缩短了矫治时间，提高了矫治效果。

赠阅第11章案例2
请扫码浏览

12

颌骨内横卧埋伏阻生中切牙正畸导萌临床案例

ORTHODONTIC ERUPTION OF
IMPACTED CENTRAL INCISORS
LYING HORIZONTALLY IN THE JAW

案例

该患者7岁，男孩，刚进入替牙列，磨牙组4颗六龄齿已经萌出到位，切牙组11、42、41、31萌出，多颗乳牙龋坏，口内有3颗乳磨牙戴上了套筒冠，上颌21、22颌骨内埋伏阻生，尤其21呈现牙冠朝近中的横卧水平阻生，21牙冠位置的空缺，导致11近中移动位置偏向左侧2mm。11与52之间存在3mm间隙。显而易见，颌骨内横卧埋伏阻生21是本病例正畸矫治难点。

常规拍摄患者面像（图12-1）、牙𬌗像（图12-2）、X线头颅定位侧位片（图12-3）及口腔全景片（图12-4）。

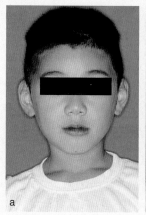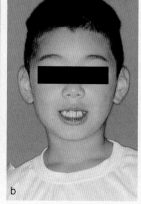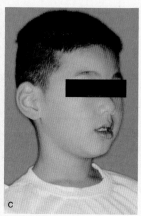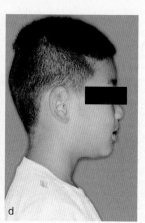

图12-1

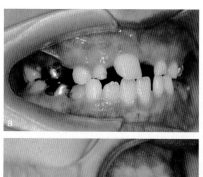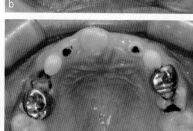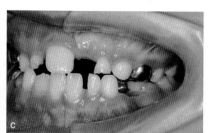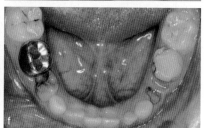

图12-2

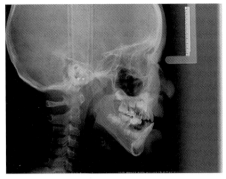
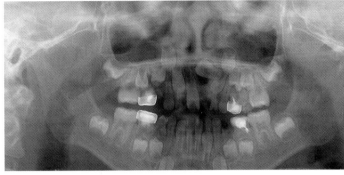

图12-3　　　　　　　　　　　　　　　　　　　图12-4

矫治过程 –1

（2021–07–16）

　　常规拍摄患者面像（图12-5）及牙𬌗像（图12-6）。

　　临床处置：设计正畸导萌治疗，上颌装配改良Nance托支架矫治装置，右侧设置了与口内腭托相连的方框牵引钩，11唇面及舌面粘接了舌侧扣，两者之间挂橡皮链实施双轨移动，将11拉回正常位置，扩展阻生牙21、22萌出空间。

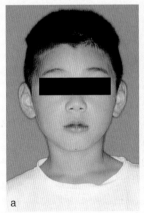
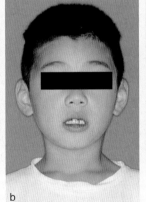
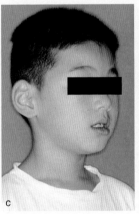
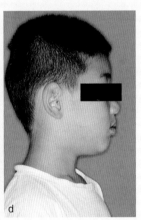

图12-5

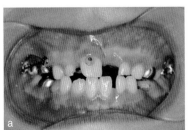
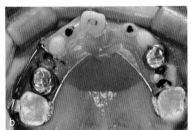

图12-6

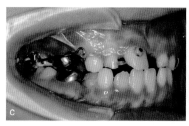
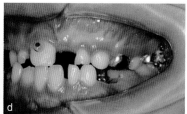

图12-6（续）

矫治过程 -2

临床处置： 临床检查见11已经朝远中向移动，继续更换橡皮链移动牙齿。

拍摄患者临床处置后的面像（图12-7）及牙𬌗像（图12-8）。

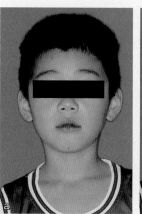
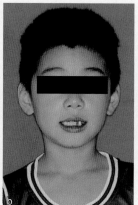
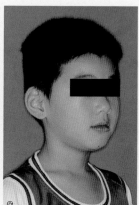
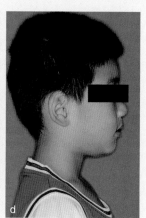

图12-7

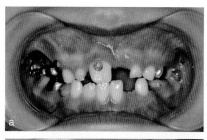
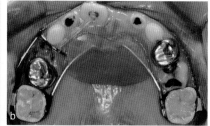
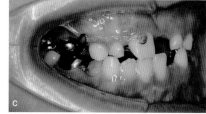
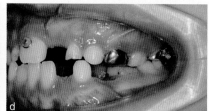

图12-8

矫治过程 –3

常规拍摄患者面像（图12-9）及牙𬌗像（图12-10）。

复诊检查：11远中移动已经与52靠拢接触。

临床处置：21手术翻瓣粘接舌侧扣。口内Nance托上面增添一个长方形钢丝牵引支架，通过结扎丝将21悬吊朝𬌗方牵引。

拍摄患者临床处置后的牙𬌗像（图12-11）、X线头颅定位侧位片（图12-12）及口腔全景片（图12-13）。

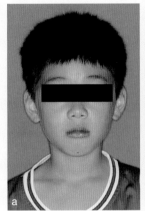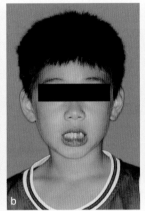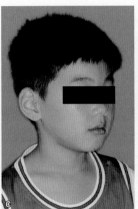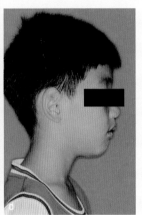

图12-9

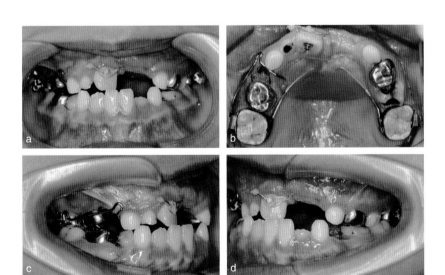

图12-10

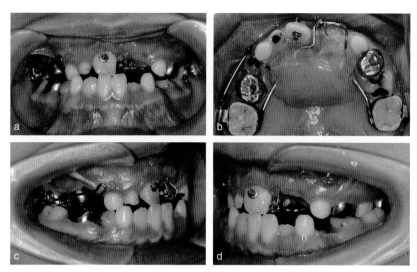

图12-11

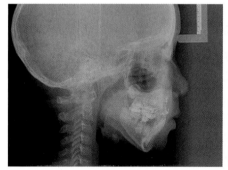

图12-12

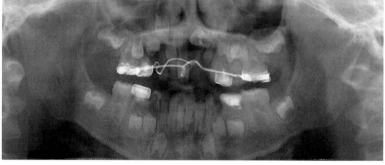

图12-13

矫治过程 –4

（2021-10-06）

　　临床处置：患者感觉正常，无不适反应。继续扎紧扎丝悬吊结扎丝牵引21阻生牙。

　　拍摄患者临床处置后的面像（图12-14）、牙𬌗像（图12-15）及X线头颅定位侧位片（图12-16）。

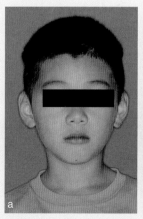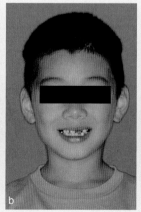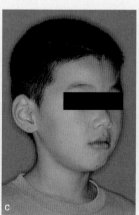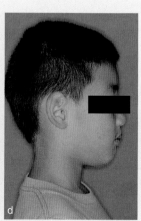

图12-14

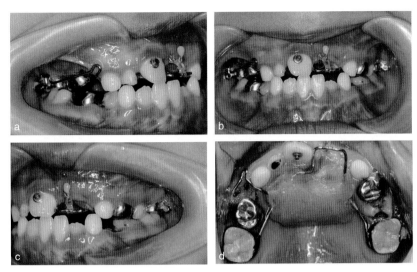

图12-15

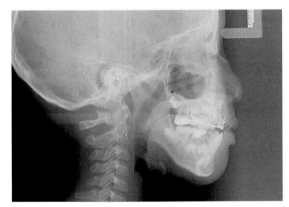

图12-16

矫治过程 -5

（2021-11-06）

　　临床处置：口腔全景片显示21已经朝𬌗方移动，11唇侧舌侧扣与挂钩之间挂橡皮链牵引，继续扎紧扎丝悬吊结扎丝牵引21阻生牙。

　　拍摄患者临床处置后的面像（图12-17）、牙𬌗像（图12-18）及X线片（图12-19）。

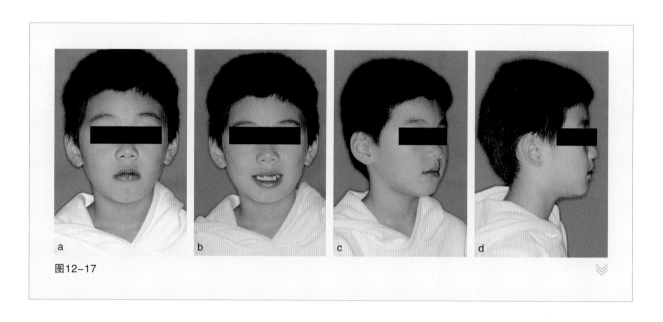

图12-17

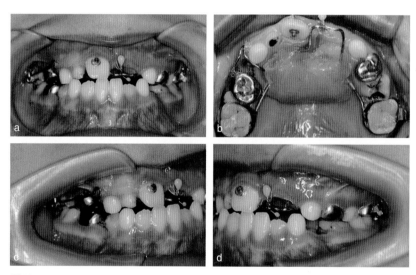

图12-18

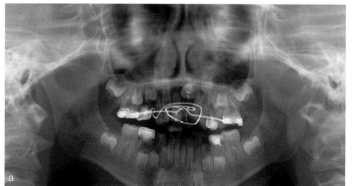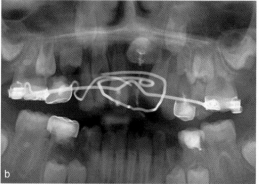

图12-19

矫治过程 -6

（2021-12-04）

　　临床处置：11已经远移与52接触，采用0.25mm结扎丝将其连接在一起，防止其复发回弹，保障21的萌出道通畅。21采用拉簧结扎导萌牵引。

　　拍摄患者临床处置后的面像（图12-20）及牙𬌗像（图12-21）。

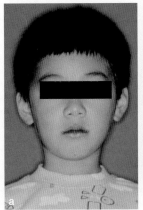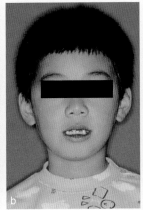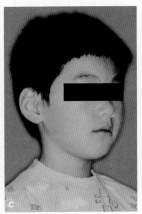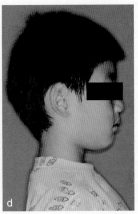

图12-20

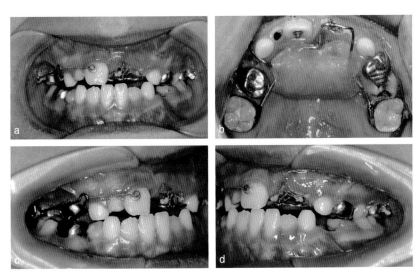

图12-21

矫治过程 –7

（2022–01–02）

临床处置： 21正畸导萌治疗更换橡皮链弹力牵引。

拍摄患者临床处置后的面像（图12-22）、牙𬌗像（图12-23）及X线片（图12-24）。

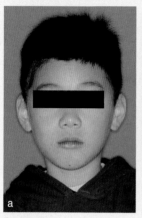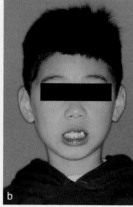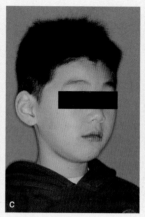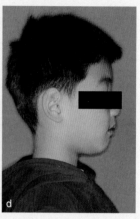

图12-22

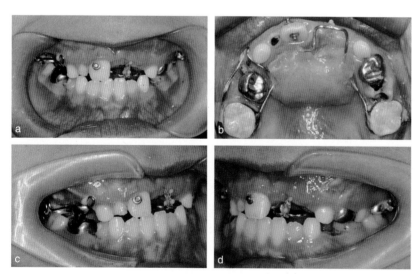

图12-23

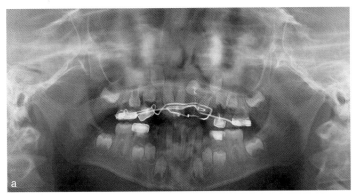
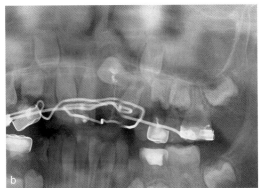

图12-24

矫治过程 -8

（2022-02-14）

临床处置： 更换橡皮链牵引21，X线片显示21已经开始朝𬌗方移动。

拍摄患者临床处置后的面像（图12-25）及牙𬌗像（图12-26）。

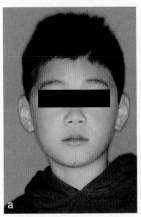

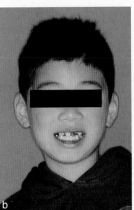
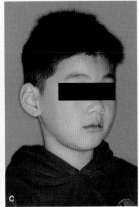
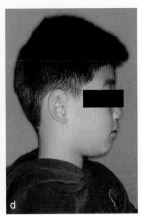

图12-25

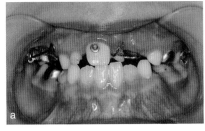
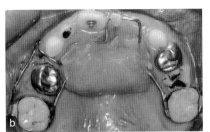

图12-26

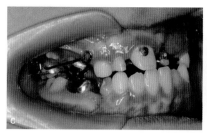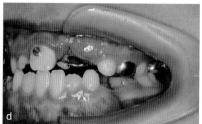

图12-26（续）

矫治过程 -9

（2022-03-05）

　　临床处置：继续正畸导萌治疗更换橡皮链牵引。X线片显示21已经朝殆方移动。并且牙冠已经转头朝殆方移动，接近11牙长轴1/2处。

　　拍摄患者临床处置后的面像（图12-27）及牙殆像（图12-28）。

　　补充资料：2022年6月6日拍摄口腔全景片（图12-29）。

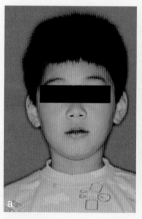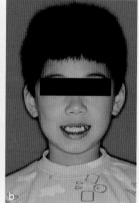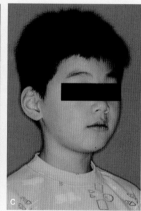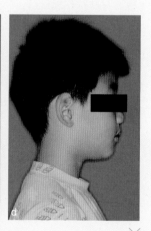

图12-27

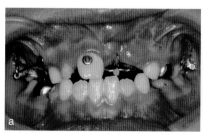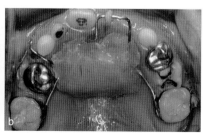

图12-28

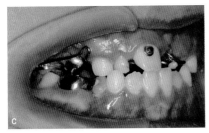
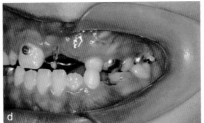

图12-28（续）

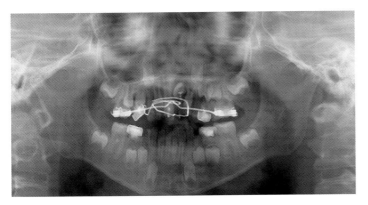

图12-29

矫治过程 -10

（2022-07-03）

常规拍摄患者面像（图12-30）及牙𬌗像（图12-31）。

临床处置：21已经移动到黏膜下，该处软组织隆起，发白，可以触摸到牙齿。遂切开软组织，暴露牙冠，挂橡皮链牵引。

拍摄患者临床处置后的牙𬌗像（图12-32）及X线影像摄片检查（图12-33）。

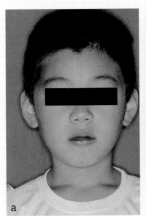
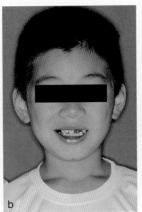
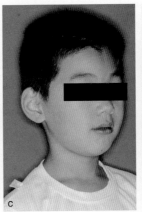
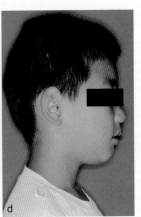

图12-30

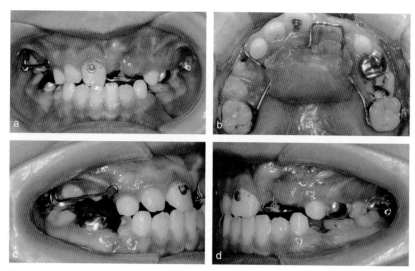

图12-31

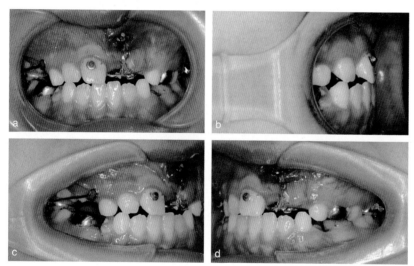

图12-32

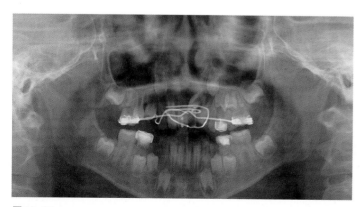

图12-33

矫治过程 –11

常规拍摄患者面像（图12-34）、牙骀像（图12-35）及X线片（图12-36）。

临床处置：21已经萌出1/3牙冠，切端牙面粘接2个舌侧扣挂橡皮链牵引。

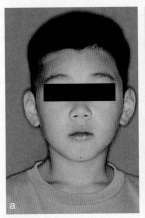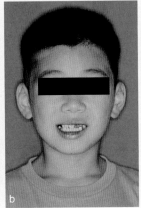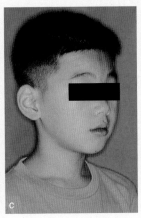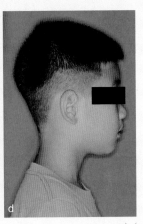

图12-34

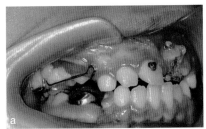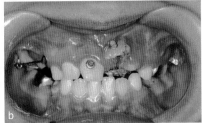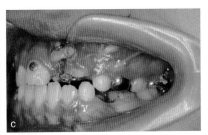

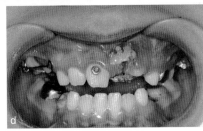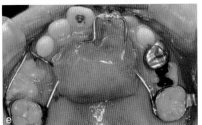

图12-35

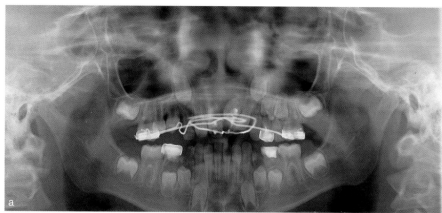
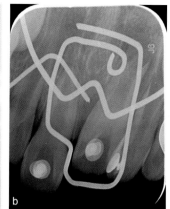

图12-36

矫治过程 –12

（2022–08–21）

常规拍摄患者面像（图12-37）及牙殆像（图12-38）。

临床处置： 21牙冠牵引已超过1/2，更换橡皮链继续牵引，X线片显示21牙轴已经呈直立状况、朝殆方移动。获得一个良好的正畸导萌姿势位，且萌出道路基本通畅。

补充资料： 2022年9月24日拍摄口腔全景片（图12-39）。

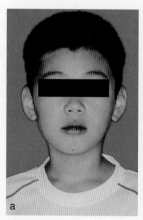
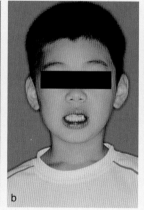
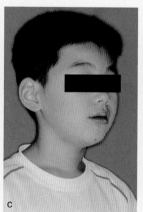
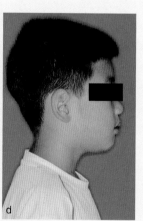

图12-37

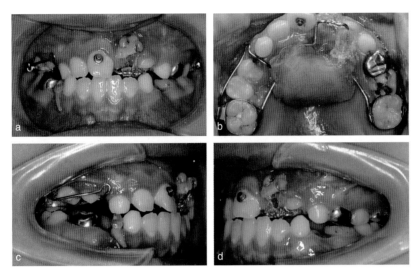

图12-38

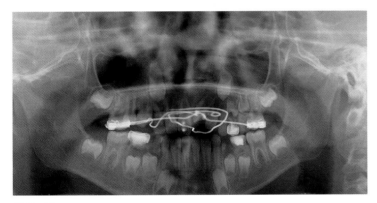

图12-39

矫治过程-13

（2022-11-05）

　　临床处置：21阻生经上述处理，已经萌出牙冠4/5，尚未萌出到应有位置，且与11呈现高低不齐状况，与11切缘落差约3mm。11-21从𬌗面观察呈外翻扭转，即近中唇向扭转。

　　本次矫治将11-21唇面粘接方丝弓托槽，采用0.014英寸澳丝弯制正畸特色装置——"芝麻官"Ⅰ型矫治器，解决11-21的扭转。拟定下次使用"芝麻官"Ⅲ型矫治器，解决两颗切牙高低不齐问题。

　　拍摄患者临床处置后的面像（图12-40）及牙𬌗像（图12-41）。

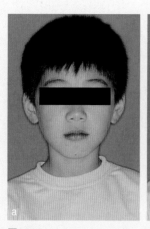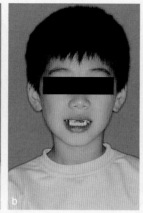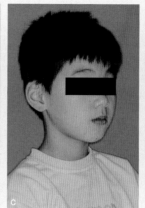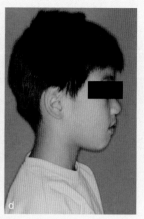

图12-40

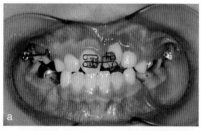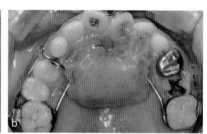

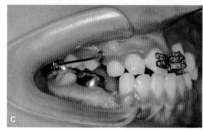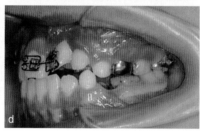

图12-41

矫治过程 –14

（2022–11–20）

常规拍摄患者面像（图12-42）及牙𬌗像（图12-43）。

复诊检查： 经"芝麻官"Ⅰ型矫治器半个月，见21较前移向𬌗方并且有所扭正，患者无不适反应。口腔卫生情况良好。

临床处置： 更换"芝麻官"Ⅲ型矫治器，通过一个附有匣形曲的方框形结构将21托槽槽沟纳入正畸弓丝结扎固定，拍摄X线口腔全景片，显示21牙根基本与11牙根呈平行状况。

图12-45e是"芝麻官"Ⅲ型矫治器装配上颌两颗中切牙的特写镜头。两颗中切牙的切缘高低不平，相差高度约2mm。

拍摄临床处置后的牙𬌗像（图12-44）及X线口腔全景片（图12-45）。

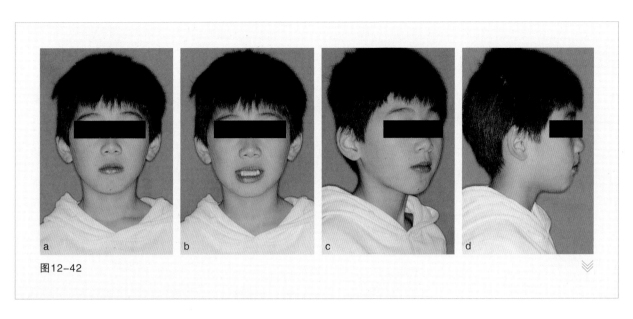

图12-42

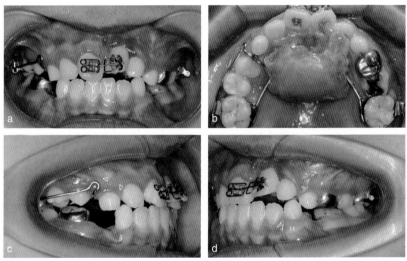

图12-43

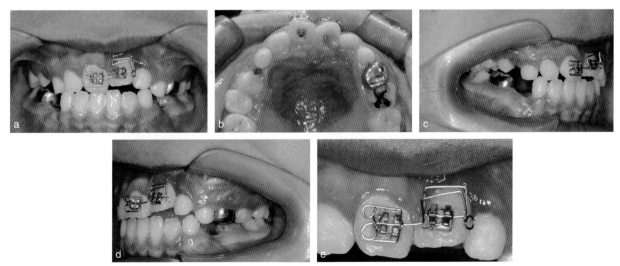

图12-44

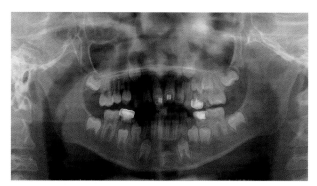

图12-45

矫治过程 -15

（2022-11-26）

　　复诊检查：我们惊喜地发现该患者的两颗上下不齐的门牙平齐啦，仅仅使用芝麻官Ⅲ型矫治器6天时间，21已经殆向移动与11的切缘在一条直线上。

　　常规拍摄患者面像（图12-46）及牙殆像（图12-47）。

　　临床处置：更换"芝麻官"Ⅰ型矫治器，维持稳定矫治效果。

　　拍摄患者临床处置后的牙殆像（图12-48）、X线头颅定位侧位片（图12-49）及口腔全景片（图12-50）。

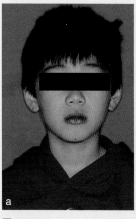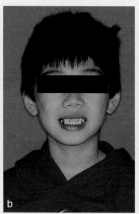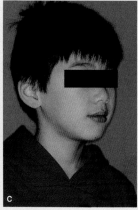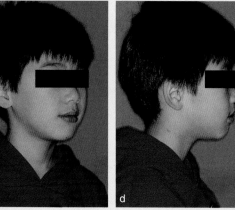

图12-46

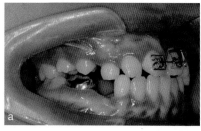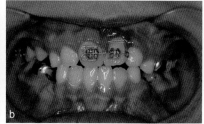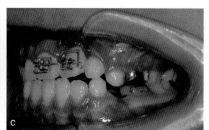

图12-47

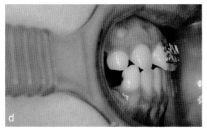
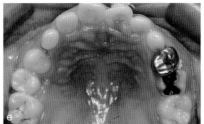
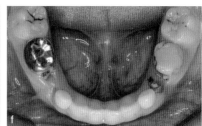

图12-47（续）

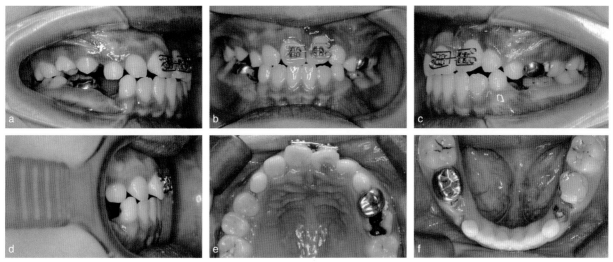

图12-48

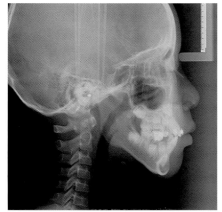
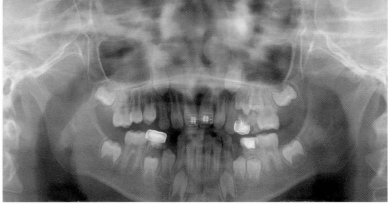

图12-49　　　　　　　　　　图12-50

矫治过程 –16

　　复诊检查：11–21唇面观察虽然基本呈平齐状况，但是从上颌牙列𬌗面观察显示11、21牙冠近中唇向扭转（外翻）。

　　常规拍摄患者面像（图12-51）及牙𬌗像（图12-52）。

　　临床处置：更换"芝麻官"Ⅱ型矫治器，矫治11、21的轻度扭转（外翻状况）。

　　拍摄患者临床处置后的牙𬌗像（图12-53）。

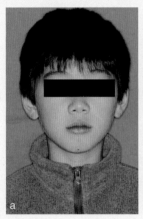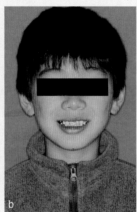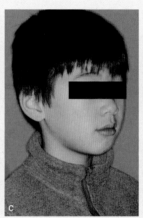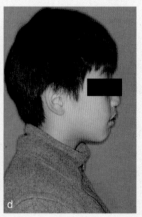

图12-51

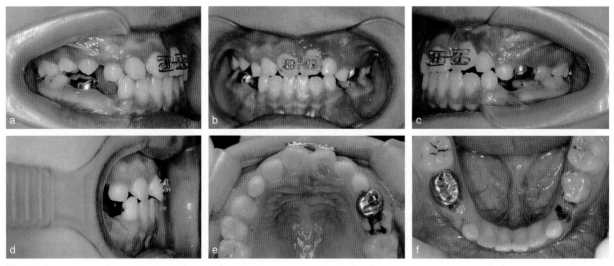

图12-52

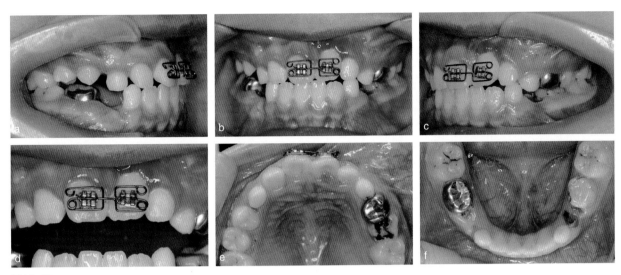

图12-53

矫治过程 –17

（2022–12–17）

常规拍摄患者面像（图12-54）及牙𬌗像（图12-55）。

复诊检查： 11、21经采用"芝麻官"Ⅱ型矫治器治疗2周后复诊，见11、21扭转状况纠正。

临床处置： 更换0.018英寸×0.025英寸不锈钢节段方丝，纳入11–21方丝弓托槽做片段弓保持器。嘱患者2周后来医院复诊。

替牙期患者，12横卧埋伏阻生齿已经正畸导萌排入正常牙列，高标准达到预期矫治目标，准备结束早期矫治。

拍摄患者临床处置后的牙𬌗像（图12-56）及X线片（图12-57）。

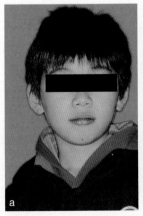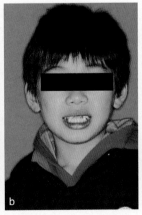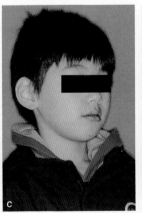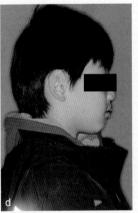

图12-54

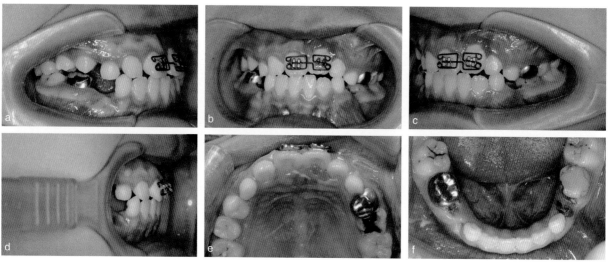

图12-55

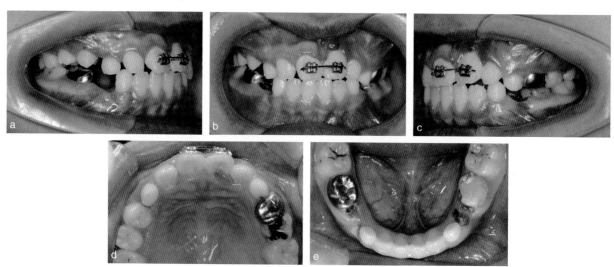

图12-56

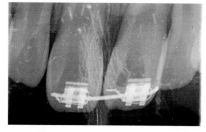

图12-57

矫治体会

上颌前牙埋伏阻生是儿童替牙期牙列畸形矫治中比较复杂的情况，需要通过颌面外科与正畸联合治疗，以恢复其牙列的完整性。造成埋伏牙常见的原因有萌出间隙不足、乳牙滞留或早失、恒牙胚位置异常以及多生牙等。萌出间隙不足是埋伏牙中非常多见的现象，治疗时首先必须拓展间隙，为埋伏牙提供足够的萌出空间。埋伏牙的萌出阻力较多，对支抗的需求也比较高；而替牙期牙列的特点是牙齿缺失较多，个别乳牙松动，多数牙处于刚萌出时期，萌出高度不足，故可利用的支抗牙数较少，不足以提供牵引一颗牙所需支抗。

本案例中，作者创新设计了Nance托正畸支架的方式增强支抗，支架由不锈钢丝弯制，连接固定在Nance托树脂上，非常稳固，每次只需更换牵引橡皮链即可，操作简单、方便。

后期牙齿精细调整阶段，我们使用了新型"芝麻官"矫治器，这是一种片段弓固定矫治技术，两颗中切牙相互为支抗，利用其可以矫治儿童上中切牙的扭转、前后向错位及萌出高度不一致等错𬌗畸形。相对活动矫治器以及替牙期2×4矫治技术而言，具有结构简单、涉及牙少、制作方便、疗程短、效果显著、对患儿的依从性小等优点。非常值得推广，是一种可供临床应用的早期矫治方法。

正畸小贴士：有关"芝麻官"矫治器的结构、类型及临床应用特点见第13章。

13

"芝麻官"矫治器
正畸临床案例

ANALYSIS OF CLINICAL CASES
WITH CHINEASE HISTORY OFFICER
HAT WING SHAPE APPLIANCE
ORTHODONTICS

2022年12月6日，收到武汉楚天专利事务所发来的信息：武广增、肖仲、肖卓等新近研发的"切牙矫治用组合曲矫治器"，得到国家知识产权局的专利申请受理通知书及专利号（ZL 2022 2 3243057.3）。

该装置适用于儿童早期矫治，贯穿细丝轻力原则，采用0.014英寸澳丝弯制，对于上颌中切牙扭转、个别牙反𬌗、两颗切牙高低不齐等矫治特别有效。由于它的形状像"芝麻官"的官帽，学生们把它叫作"芝麻官"矫治器。

附录："芝麻官"矫治器临床应用照片

患者，男，7岁，装配"芝麻官"矫治器牙𬌗像如图13-1-1、图13-1-2所示，其中图13-1-2为矫治后期的牙𬌗像。

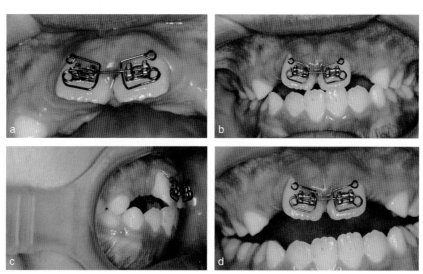

图13-1-1

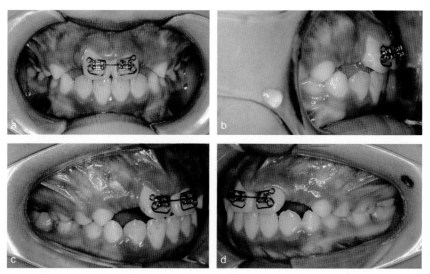

图13-1-2

替牙期儿童个别牙错𬌗畸形比较常见，有些是不良口腔习惯造成，有些是替牙障碍；乳牙滞留等原因引起，例如上颌中切牙扭转、宽牙缝（中切牙间有额外牙，拔除后遗留牙缝），2颗中切牙萌出高度不一致，切缘高低不平；或者一颗牙齿整齐，另一颗发生扭转等；还有个别牙反𬌗，即2颗中切牙呈前后向排列，一颗在牙弓里面，另一颗牙弓在外面。影响孩子的咀嚼功能与发音，属于儿童早期矫治范畴。

目前正畸临床常用的矫治方法有片段弓2×4矫治技术（涉及牙齿数目多、舒适度较差），附有别针指簧或双曲舌簧的活动矫治器（需技工制作及临床操作较复杂、患者依从性高），还有方丝三联别针簧矫治器（矩形丝粗硬有棱角，对口腔软组织有刺激），各有优缺点。

作者研发的"芝麻官"矫治器，属于最小型片段弓矫治器，仅使用2个托槽（只作用于2颗牙齿），一根细圆丝弯制成的矫治器组成，体现细丝轻力原则，利用交互支抗原理实施矫治力。特别适合替牙期上颌中切牙个别牙错位的矫治。

该矫治器材质选用0.014~0.016英寸不锈钢丝或澳丝，使用正畸细丝钳弯制而成。

该装置依据替牙期错位牙齿排列状况量身定做，采用一根不锈钢丝或澳丝弯制。

"芝麻官"矫治器适用于儿童早期矫治，主要应用于替牙期上颌中切牙的个别牙齿错位治疗，例如牙齿外翻、内翻，个别牙反𬌗，宽牙缝等，根据装置结构与功能特点，该矫治器有4种类型。

实施例-1 "芝麻官"Ⅰ型矫治器（图13-1-3）

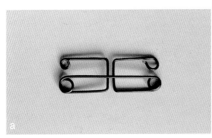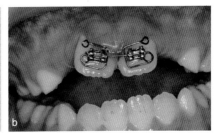

图13-1-3

该类型矫治器的正畸弓丝弯制布局是个标准的左右对称结构，通常采用0.014英寸不锈钢丝根据儿童上颌中切牙唇侧牙面及托槽的位置画线量身定做，该装置设置了4个小圈环，即在两侧中切牙托槽远中龈端及切端各设置了一个小圈环，游离端的圈环（上圈环）置放于中切牙牙面的龈端，卡抱住托槽远中的圈环（下圈环），置放于中切牙牙面的切端。

连接下圈簧的正畸主弓丝位于外侧，纳入托槽槽沟结扎固定。

靠近中切牙托槽近中边缘中线侧的弯折竖臂弓丝为一根完整直丝，装配时建议术者采用0.2mm的结扎丝拴住托槽翼沟结扎固定。

由于采用0.014英寸不锈钢丝，力量柔和、弹性大。

对于轻度牙齿扭转的患者，可以直接纳入中切牙托槽槽沟结扎排齐扭转牙齿。

对于切端高低差异轻微的也可直接纳入托槽槽沟结扎排齐牙齿。

上颌中切牙之间异常宽牙缝者（拔除额外牙者），可配置弹力线或橡皮圈弹力牵引关闭缝隙。

这种情况下，需要正畸弓丝具备一定的硬度和稳定性，建议选择使用0.016英寸不锈钢丝或澳丝弯制"芝麻官"Ⅰ型矫治器。

"芝麻官"Ⅰ型矫治器，也称之为标准型"芝麻官"或"芝麻官"矫治器。

实施例-2　"芝麻官"Ⅱ型矫治器（图13-1-4）

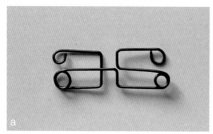
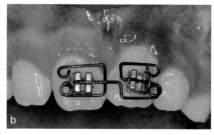

图13-1-4

对于牙齿扭转角度较大（外翻、内翻），上下切缘略显高低不平；一颗牙齿在唇侧，另一个在舌侧构成个别牙反𬌗、反覆𬌗浅者，则选择"芝麻官"Ⅱ型矫治器。

该类型矫治器正畸弓丝弯制布局基本上是个左右对称结构。矫治弓丝结构设置特点为：一端为稳定结构，上下圈环结构同标准型"芝麻官"矫治器，对侧为可调节部分，靠近中切牙托槽近中边缘中线侧的折弯竖臂丝由2节弓丝组成，近切端的一个与稳定端结构紧密相连。可调节部分，其弓丝设置排列布局像似头尾交叉、并肩相连的两个水平曲。

其龈端的水平曲结构，有一定的活动范围，可前后、上下调整角度纳入托槽槽沟，故对于个别牙反𬌗、扭转角度较大牙齿、上下牙齿不齐的儿童患者特别适用。

"芝麻官"Ⅱ型矫治器，也称之为扭正型"芝麻官"矫治器。

实施例-3　"芝麻官"Ⅲ型矫治器（图13-1-5）

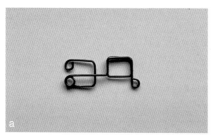
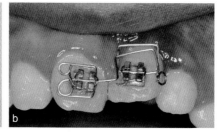

图13-1-5

对于2颗牙齿上下切缘明显高低不平或牙齿轻度扭转：一颗牙齿在唇侧，另一颗在舌侧构成个别牙反𬌗者，则选择"芝麻官"Ⅲ型矫治器（设置3个小圈）。

该装置的正畸弓丝弯制布局是个非对称结构，一端为稳定结构，上下圈环结构同"芝麻官"Ⅰ型矫治器。

可调整部分则由长方形匣形曲支架构成，矫治力臂是垂直作用匣形曲的水平弓丝，匣形曲的末端设置了一个小圈。

该矫治器弓丝结构设置特点为：固定端为"芝麻官"稳定结构起着支撑作用，可调整部分为匣形曲。匣形曲的3个边由两条弓丝重叠形成，底边是一条水平弓丝，匣形曲本身就是一个异形弹簧，富有弹性，伸缩性强，可便利调整高低不平的牙齿。

匣形曲水平力臂弓丝活动范围较"芝麻官"Ⅱ型矫治器大，可上下调整较大幅度纳入托槽槽沟，故对于中切牙高低不平、个别牙反𬌗、扭转角度不大的牙齿，特别适宜。

通常该装置的初始弓丝用0.014英寸澳丝弯制，后期牙齿稍微排齐后更换0.016英寸澳丝弯制的"芝麻官"矫治器。

"芝麻官"Ⅲ型矫治器，也称之为匣形曲"芝麻官"矫治器。

实施例-4 "芝麻官"Ⅳ型矫治器（图13-1-6）

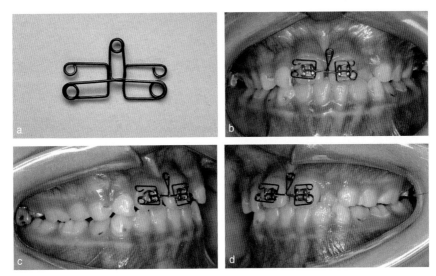

图13-1-6

对于2颗中切牙之间因多生牙拔除、唇系带肥大或不良习惯等原因造成牙缝过大，上下切缘轻微高低不平，或既有牙缝又有牙齿轻度扭转，或既有牙缝又有侧切牙舌侧错位与对颌牙构成反𬌗者（为侧切牙的唇展提供必要的空间），则选择"芝麻官"Ⅳ型矫治器。该装置的正畸弓丝弯制布局基本是个对称结构，在通用型"芝麻官"矫治器的基础上增添了一个带圈垂直关闭曲，该曲设置在两颗中切牙的中间，垂直曲的圈簧靠龈端，通过关闭曲的闭合作用关闭牙缝。

"芝麻官"Ⅳ型矫治器，也称之为闭隙型"芝麻官"矫治器。

该矫治器弓丝结构设置特点为固定端为"芝麻官"框架稳定结构起着支撑作用，两颗中切牙互为支抗，可调整部分为带圈垂直关闭曲。弯制时闭隙型"芝麻官"的底座，即2颗中切牙托槽切缘的长度应较常规"芝麻官"矫治器尺寸小3mm，相当于垂直关闭曲前后脚靠拢后，闭隙型"芝麻官"矫治器的底座伸长的部分。也是"芝麻官"矫治器关闭牙缝的弹簧回缩力。

作者创新设计的4种类型的"芝麻官"矫治器，由于其装置轻便小巧，操作简便（仅需粘接2个牙齿托槽），通常设置的4个圈环紧贴上颌中切牙的宽大牙面，稳定性强，纳入托槽的正畸主弓丝是细圆丝，不会转动，其柔韧性及弹性均佳，该矫治器对口腔软组织无刺激。该装置实施细丝轻力，矫治牙齿力量柔和，患者感觉舒适度好，效果明显，尤其适合于儿童个别牙错𬌗的早期矫治，深受儿童牙科医生、正畸医生及患者和家长喜爱。

📋 **案例 -1**

　　该患者11、21牙冠切缘高低不平，合并轻度外翻扭转，21系骨内埋伏阻生牙，采用正畸导萌方法刚牵引出来的状况。第一次使用了0.014英寸澳丝弯制的"芝麻官"Ⅰ型矫治器。由于11、21矫治器牙齿托槽不在一个平行线上，"芝麻官"矫治器的正畸主弓丝根本无法纳入托槽结扎。于是采用"芝麻官"龈端的游离端水平弓丝纳入托槽槽沟结扎固位（图13-2-1，图13-2-2）。这个方法显然是权宜之计，稍稍可以扭正一点牙齿，但根本无法纠正牙齿高低不齐。

　　当时，还没有研究设计出"芝麻官"Ⅲ型矫治器。于是作者带着这个问题，创新设计出"芝麻官"Ⅲ型矫治器。

　　这次诊疗，我们给患者装配上了"芝麻官"Ⅲ型矫治器，21托槽槽沟纳入了正畸弓丝。"芝麻官"原本平整的匣形曲发生了形变。

　　拍摄患者临床处置后的牙𬌗像（图13-2-3）及X线口腔全景片（图13-2-4）。

　　嘱患者1周后来医院复诊。

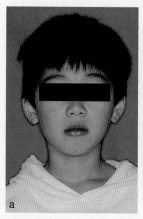 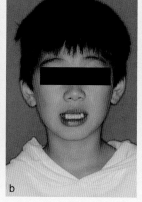 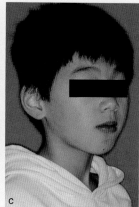 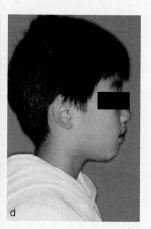

a　　　　　　　b　　　　　　　c　　　　　　　d

图13-2-1

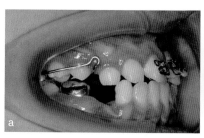 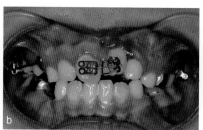 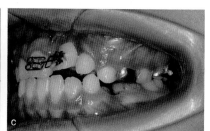

a　　　　　　　b　　　　　　　c

图13-2-2

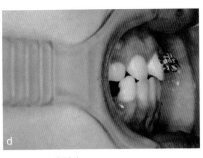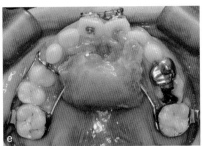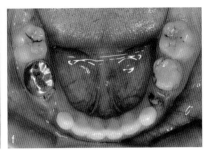

图13-2-2（续）

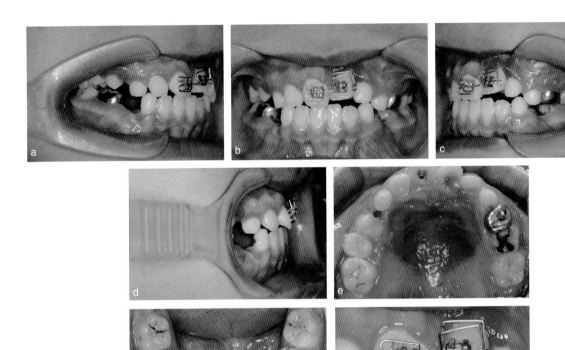

图13-2-3

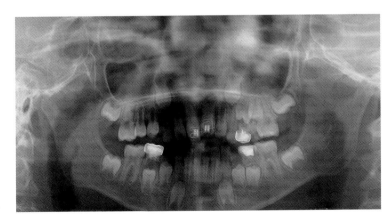

图13-2-4

矫治过程 −1

（2022−11−26）

　　常规拍摄患者面像（图13-2-5）及牙𬌗像（图13-2-6）。

　　复诊检查：间隔6天患者来医院复诊，检查见21与11牙冠切缘已经基本平齐，两颗中切牙的托槽槽沟基本在一条直线上，"芝麻官"矫治器形变的匣形曲恢复了往常的平整形态。

　　临床处置：我们给患者更换了"芝麻官"Ⅰ型矫治器继续排齐牙齿。

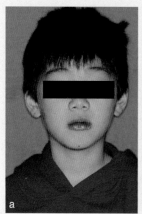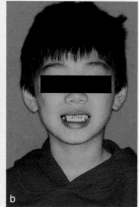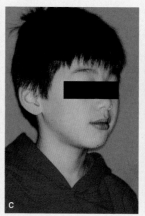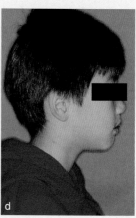

图13-2-5

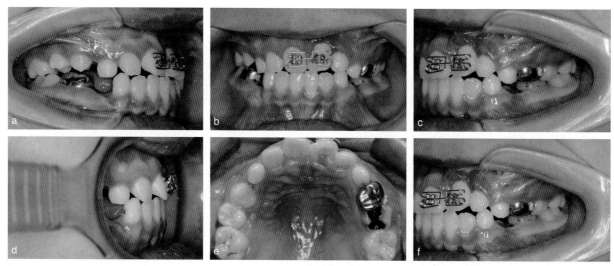

图13-2-6

矫治过程 –2

复诊检查：见11、21虽然牙冠切缘平齐，但扭转状况没有改善，需要采用有效正畸手段解决。于是我们构思设计出"芝麻官"Ⅱ型矫治器，常规拍摄患者复诊面像（图13-2-7）及牙𬌗像（图13-2-8）。

临床处置：我们给患者11、21托槽更换了"芝麻官"Ⅱ型矫治器。

拍摄患者临床处置后的牙𬌗像（图13-2-9），其中图13-2-9d为"芝麻官"Ⅱ型矫治器特写镜头。

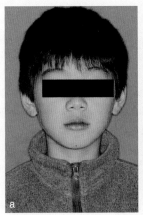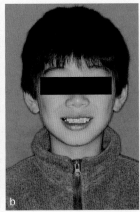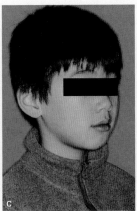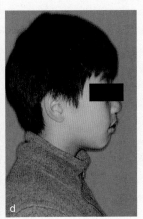

图13-2-7

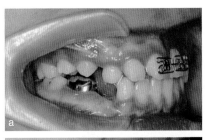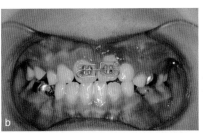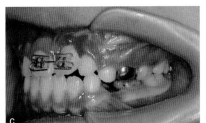
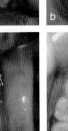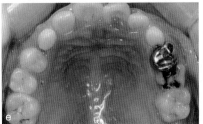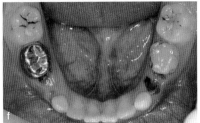

图13-2-8

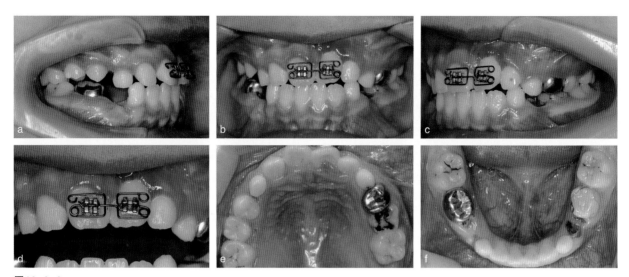

图13-2-9

矫治过程 -3

（2022-12-17）

常规拍摄患者面像（图13-2-10）及牙殆像（图13-2-11）。

复诊检查： 11、21经采用"芝麻官"Ⅱ型矫治器治疗2周后复诊，见11、21扭转拥挤纠正。

临床处置： 更换0.018英寸×0.025英寸不锈钢节段方丝，纳入11-21方丝弓托槽做片段弓保持器（图13-2-12），拍摄11、21X线根尖片（图13-2-13）。嘱患者2周后来医院复诊。

替牙期患者，12横卧埋伏阻生齿已经正畸导萌排入正常牙列，高标准达到预期矫治目标，准备结束早期矫治。

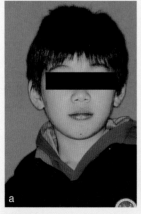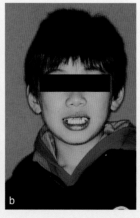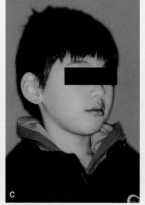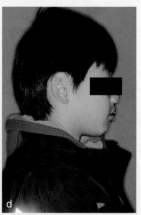

图13-2-10

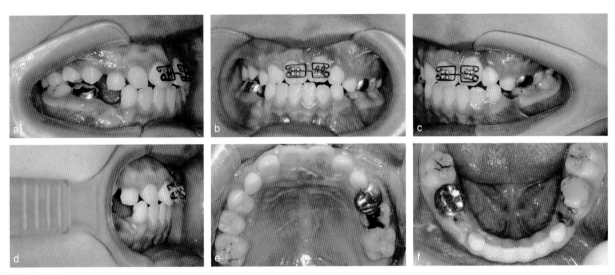

图13-2-11

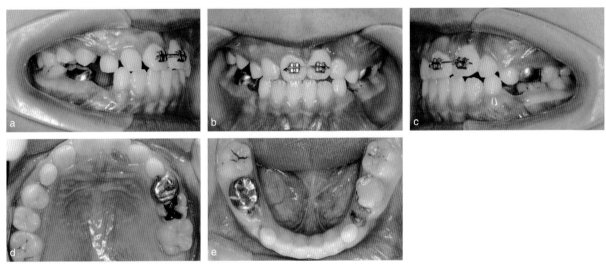

图13-2-12

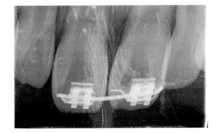

图13-2-13

案例 –2

患者：女，7岁。上前牙反咬合（地包天）。面部为凹面型，左右不对称，左侧略丰满，下颌颏部左偏。口内为替牙列，55、65近中邻面龋，上颌双侧第一磨牙未萌。11、12、21、22、63、64、31、32、33、34、41、42、43反𬌗，反覆𬌗深，上前牙直立，下前牙舌倾，双侧中切牙高度不一致，21萌出不足（低于𬌗平面约2mm），上下中线不齐。双侧磨牙近中关系。下颌可后退至切对切，面型侧貌改善。

诊断：牙性安氏Ⅲ类错𬌗，前牙反𬌗，55、65近中邻面龋。

矫治思路：患者因前牙反𬌗，限制上颌骨的近中向发育，导致11、21生长空间不足，致使11比正常侧牙齿萌出短2mm，须打开前牙锁结，纠正前牙反𬌗并排齐11、21。我们选择武氏发明专利技术：武氏反𬌗Ⅰ型矫治器和"芝麻官"Ⅲ型矫治器矫治前牙反𬌗和不齐，改善凹面型。

常规拍摄患者面像（图13-3-1）及牙𬌗像（图13-3-2），选择合适上下磨牙带环后、取模送技工所制作武氏反𬌗Ⅰ型矫治器。

备注：该患者上下颌均选择第二乳磨牙作为带环基牙。

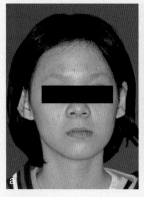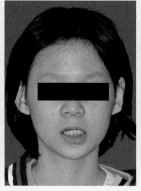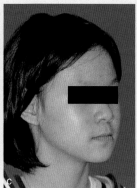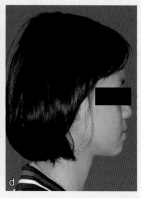

图13-3-1

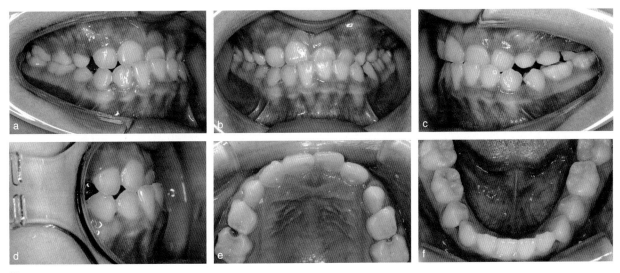

图13-3-2

矫治过程 -1

（2022-12-17）

临床处置：55、65邻面龋经治疗充填后，口内粘接武氏反𬌗I型矫治器，11、21粘直丝弓托槽，使用0.016英寸澳丝弯制"芝麻官"Ⅲ型矫治器，常规结扎于11、21（图13-3-3）。

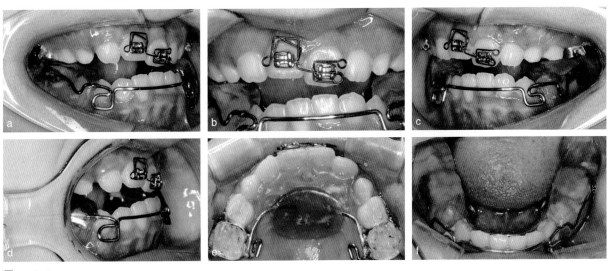

图13-3-3

矫治过程 –2

复诊检查：10天后复诊检查见患者上颌11、21切缘已经平齐。常规拍摄患者面像（图13-3-4）及牙𬌗像（图13-3-5）。

临床处置：11、21牙冠舌面采用编织麻花丝光固化树脂技术制作固定式隐形保持器，拆除唇侧托槽及其弓丝附件，打磨抛光11、21牙冠唇面。拍摄患者临床处置后的牙𬌗像（图13-3-6）。

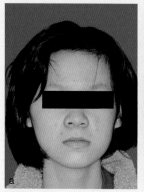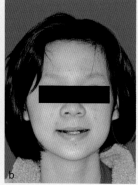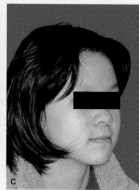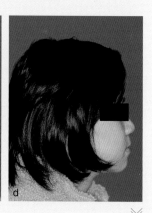

图13-3-4

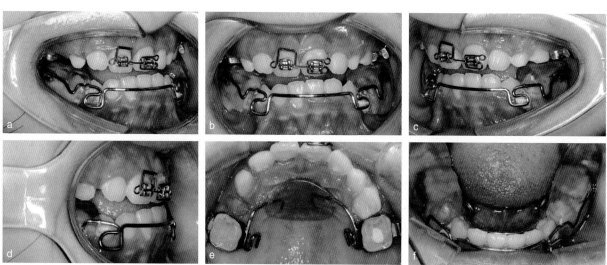

图13-3-5

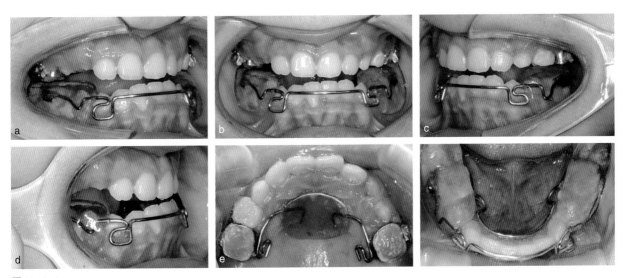

图13-3-6

矫治过程 -3

复诊检查: 前牙反𬌗已经解除,建立浅覆𬌗、覆盖关系,下颌中线偏左1.5mm。

临床处置: 采用武氏反𬌗I型矫治器,继续挂1/4英寸橡皮圈实施复合III类颌间牵引。

拍摄患者临床处置后的面像(图13-3-7)及牙𬌗像(图13-3-8)。

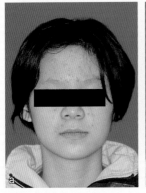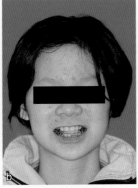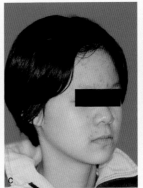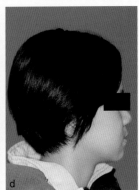

图13-3-7

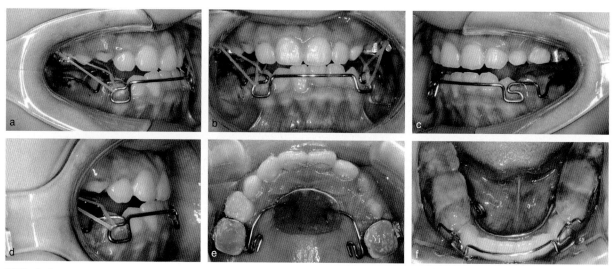

图13-3-8

临床应用经验

（1）此病例为替牙期前牙反𬌗，牙列不齐。正畸设计用专利特色技术武氏反𬌗Ⅰ型矫治器矫治反𬌗，同步联合"芝麻官"Ⅲ型矫治器解决11、21切缘高低不齐问题。"芝麻官"矫治器采用0.016英寸澳丝弯制，有很好的稳定性，使用片段弓技术，用"芝麻官"Ⅲ型设置的匣形曲对需要矫正的牙齿可以施加持续柔和的正畸力，尤其对高低不齐的牙齿矫治效果特别理想。

（2）此装置操作简单，见效快、舒适度好，力量轻柔、稳定性好。患者及家属都非常乐意接受。

（3）11、21切缘不齐矫治完成后，拆除"芝麻官"矫治装置，舌侧采用光固化技术麻花丝固定。

（4）该患者采用武氏反𬌗Ⅰ型矫治器治疗2个多月已经显示出矫治效果，前牙反𬌗已经纠正，建立了浅覆𬌗、浅覆盖关系。

案例 -3

　　这是一名8岁替牙列小女孩，家长主诉为前牙不整齐，要求正畸治疗。口内检查发现55、65早失，16、26轻度近中倾斜，上下4颗恒切牙已萌出，12、42反𬌗，11-21之间存在间隙约1mm，下前牙轻度拥挤。矫治设计：维持55、65缺失牙间隙，解除12、42反𬌗，排齐上下前牙。上颌制作Nance托，在12腭侧添加一个由0.016英寸澳丝弯制的双曲舌簧。使12唇侧移动，解除反𬌗。在11、21粘接托槽，用0.014英寸澳丝，弯制"芝麻官"Ⅳ型矫治器，排齐和关闭间隙同步进行，下颌为2×4矫治技术，排齐下前牙。1周后复诊，患者11、21已排齐并且间隙关闭。

　　使用0.014英寸澳丝弯制"芝麻官"Ⅳ型矫治器，纳入11-21方丝弓托槽，结扎固定利用闭隙曲关闭11、21之间牙缝，同时为12反𬌗提供一点牙齿唇向移动的空间。

　　常规拍摄患者面像（图13-4-1）及牙𬌗像（图13-4-2）。

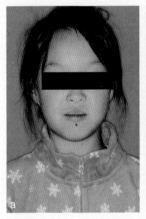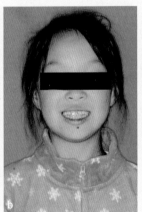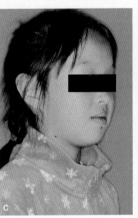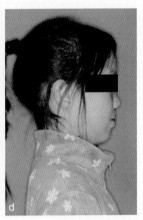

图13-4-1

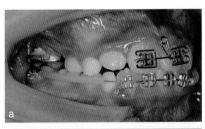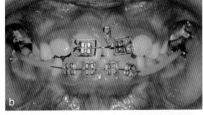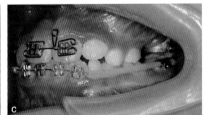
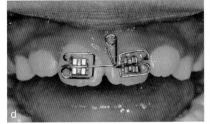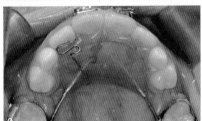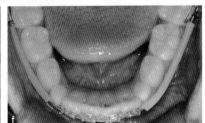

图13-4-2

矫治过程

常规拍摄患者面像（图13-4-3）及牙殆像（图13-4-4）。

复诊检查：患者上前牙11-21间隙关闭，12已经唇展反殆解除。

临床处置：拆除"芝麻官"Ⅳ型矫治器，磨除Nance托上的双曲舌簧附件。使用节段0.018英寸×0.025英寸不锈钢方丝，纳入11-21托槽槽沟结扎固定，维持矫治效果，完成阶段使用"芝麻官"Ⅳ型矫治器治疗目标。

拍摄患者临床处置后的面像（图13-4-5）。

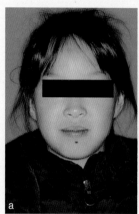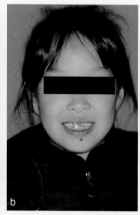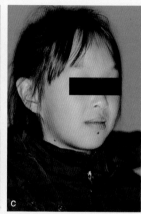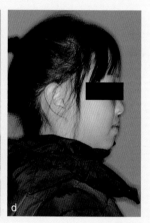

图13-4-3

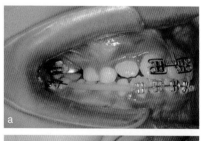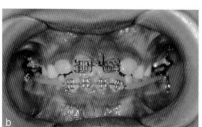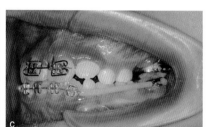
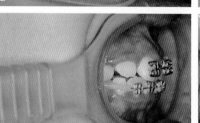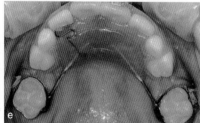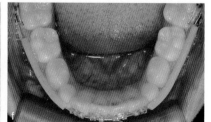

图13-4-4

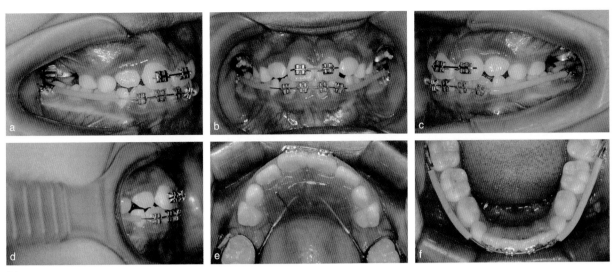

图13-4-5

赠阅第13章案例4
请扫码浏览

14

推磨牙向后正畸
临床案例

ANALYSIS OF CLINICAL
ORTHODONTIC CASES OF MOVING
MOLAR TO BACK

案例 -1

推磨牙向后矫治替牙晚期Ⅱ类病例

2018年6月16日，患者，女，初诊年龄11岁。

主诉：牙齿不整齐。

检查：面部左右稍不对称，右>左，颏点右偏；侧面观，直面型。

口内检查为混合牙列晚期，53、65乳牙滞留；双侧尖牙关系中性，磨牙关系远中，前牙深覆
𬜬超过下前牙1/2，但不超过2/3，深覆盖4mm，15偏舌侧扭转，下前牙轻度拥挤，32舌倾。

诊断：①安氏Ⅱ类1分类。②深覆𬜬Ⅱ°。③深覆盖Ⅰ°。④轻度牙列拥挤。⑤个别乳牙
滞留。

矫治计划：非拔牙矫治，采用推磨牙向后，调整磨牙关系及前牙覆𬜬、覆盖；排齐整平牙
列，关闭剩余间隙；建立后牙紧密咬合关系，维持稳定后，拆除矫治器，佩戴保持器，进入保持
阶段。

矫治思路探索：患者，女，11岁，处于替牙期晚期75尚未脱落，53残根滞留。

两侧磨牙及尖牙轻度远中错𬜬关系。上颌第二磨牙尚未萌出，前牙覆盖3mm，下颌牙列拥挤
约2mm，属于不拔牙矫治范围。我们经过综合分析，与家长沟通后，决定采用推磨牙向后，扩展
后牙段间隙，调整磨牙关系，内收前突的牙弓，使前牙建立正常的覆𬜬、覆盖关系。

矫治设计推磨牙向后，涉及的问题是，上颌75滞留，25尚未萌出，即使露出牙尖也无法装配
带环，对于常规推磨牙向后矫治器配套使用的小联合平导支抗装置的基牙是第二前磨牙，其带环
就位是一个难题。

为此，作者打破常规思维，移动一个牙位，把通常置放在第二前磨牙上的带环放在第一前磨
牙上，这样组成的小联合平导装置形成一侧基牙带环是第二前磨牙，另一侧带环则成为第一前磨
牙，很明显是一个不对称的布局。矫治设计双侧推磨牙向后，支抗基牙带环一边长，一边短，必
定会造成两侧推磨牙向后的速度与效率不一致。具体矫治请看后续内容。

常规拍摄患者面像（图14-1-1）、牙𬜬像（图14-1-2）、X线头颅定位侧位片（图14-1-
3）、口腔全景片（图14-1-4）及头影测量数据（图14-1-5）。

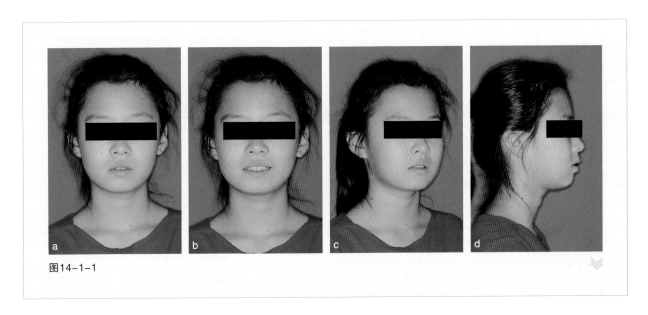

图14-1-1

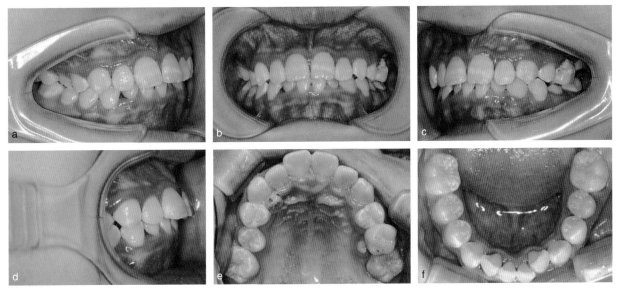

图14-1-2

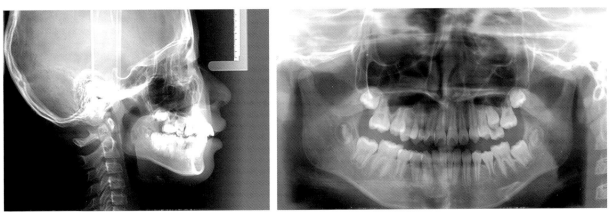

图14-1-3

图14-1-4

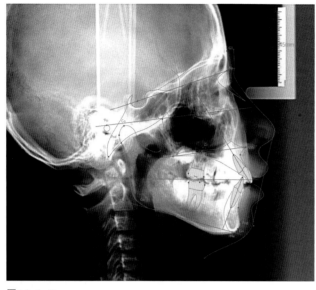

分析方法	测量值	参考值	评测结果
骨性			
SNA	81.7	83.0°（±4.0）	上颌相对颅底位置正常
SNB	77.0	80.0°（±4.0）	下颌相对颅底位置正常
ANB	4.6	3.0°（±2.0）	骨性Ⅰ类
MP-SN	33.0	30.0°（±6.0）	下颌平面陡度（SN）正常
FMA（MP-FH）	21.8*	26.8°（±3.0）	下颌平面偏平，低角倾向
GoGn-SN	32.1	32.0°（±4.0）	下颌平面角正常
牙性			
U1-SN	103.8	106.0°（±6.0）	上颌中切牙到SN平面夹角正常
L1-MP（deg）	96.8	93.9°（±6.2）	下颌中切牙与下颌平面夹角正常
U1-L1	126.4	124.0°（±8.0）	上下颌中切牙夹角正常
Wits			
Wits	1.2***	-2.2mm（±0.3）	骨性Ⅱ类倾向
软组织			
LL-EP	2.3	2.0mm（±2.0）	下唇到EP线距离正常
UL-EP	1.4	1.0mm（±2.0）	上唇到EP线距离正常

图14-1-5

矫治过程 -1

（2018-07-21）

实施磨牙推进器矫治技术阶段——初装磨牙推进器。

（1）矫治器：装配第三代磨牙推进器推后矫治器，16、26使用了粘接式磨牙颊面管，由于上颌第二磨牙没有萌出，故不需要装配磨牙平移引导杆。上半口也没有粘接固定矫治器托槽。

（2）支抗装置：该患者处于替牙晚期，就诊时，65滞留，松动Ⅱ度。小联合平导装置基牙选择第二前磨牙时遇到困难，右侧15可选择制作个别前磨牙带环，左侧25刚刚露出腭尖，根本无法使用带环作为小联合平导装置的基牙。该患者两侧均要推磨牙向后，不得不一侧用第一前磨牙作为基牙，另一侧用第二前磨牙作为基牙，制作不对称联合平导的装置（图14-1-8）。

为此，小联合平导支抗选择15、24作为基牙。虽然看起来左右基牙明显不对称，特别是24，位置太靠前，装配磨牙推进器压缩弹簧会使不上劲，释放不出矫治力。但是为了消除这个短板效应，在24基牙远中侧用粗不锈钢丝设置了一个方框支架，方框置于26的近中缘，将25的整个牙冠框住。我们在26近中缘方框的钢丝上拴系结扎丝，使支点位置远移，给磨牙推进器加力，压缩弹簧就会非常方便。

（3）下颌牙列轻度拥挤，属于不拔牙矫治范围：我们粘接了下半口武氏直丝弓托槽，使用0.014英寸镍钛丝排齐牙列。适度的唇展牙弓排齐牙列、有利于减小前牙深覆盖。

拍摄患者临床处置后的面像（图14-1-6）及牙𬌗像（图14-1-7）。

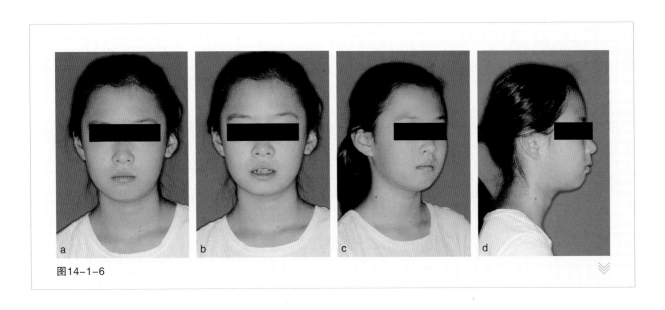

图14-1-6

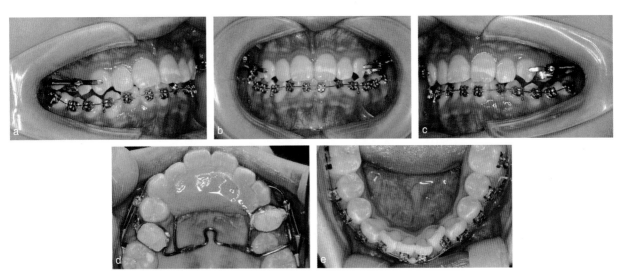

图14-1-7

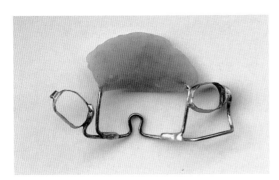

图14-1-8

矫治过程 –2

（2018–08–22）

常规拍摄患者面像（图14-1-9）及牙拾像（图14-1-10）。

复诊检查：该磨牙推进器施力推磨牙向后1个月，16、26顺利朝远中移动，远移距离约1mm，符合每个月1~1.5mm的速率。小联合平导支抗固位稳定。下颌牙列使用镍钛丝排牙已经出现效果。拥挤的前牙列较前排齐。

拍摄患者临床处置后的牙拾像（图14-1-11）。

正畸小贴士：常规Nance托，横腭杆（TPA）的固位磨牙带环基牙是16、26，正畸临床用其来增强上颌后牙支抗，Nance托的支抗作用大于TPA。在磨牙推进器推后矫治技术中，推磨牙向后使用的支抗则是改良Nance托，因为要推第一磨牙远移，选择的固位带环基牙是15、25，需要医生制作前磨牙个别带环。

作者为了增强推磨牙向后的支抗作用，通常将改良Nance托与TPA组合在一起应用，每侧共用一个前磨牙带环就位基牙，我们称之为小联合腭托。小联合腭托（包括小联合平导）是指磨牙推进器推后矫治器配套使用的支抗装置，由小Nance托（平导）与TPA联合组成。用以对抗推磨牙向后的反作用力。

大联合腭托是指完成磨牙推进器推后矫治目标后使用的扩展间隙保持装置，在正畸临床完成推磨牙向后矫治目标后，需要即刻装配间隙保持器，这时正畸临床上需要选择16、26的磨牙带环及较长、较粗的连接钢丝支架制作联合腭托，这个联合腭托比小联合腭托体积大，称之为大联合腭托装置，避免混淆概念。大联合腭托由常规Nance托与TPA联合组成，每侧共用一个磨牙带环就位基牙。用以维持推磨牙向后，扩展后牙弓获得的间隙，防止远移的磨牙回弹、侵蚀间隙。正畸临床用其间隙可以排齐拥挤的牙列，内收前突的牙弓，调整不协调的磨牙关系。大联合腭托两侧固位磨牙带环基牙为第一磨牙（16、26），其带环有成品供应，临床医生经试戴后、选择合适带环型号即可制作应用。

小联合腭托（平导）是磨牙推进器推后矫治器的专用配套支抗装置，大联合腭托则应用较广。除了维持推磨牙向后、扩展后牙弓获得的间隙外，还可应用于其他固定矫治器需要增强后牙支抗的设计，还能起到维持上颌牙弓宽度的作用，通过挂橡皮圈实施颌间跨拾交互弹力牵引，矫治下颌后牙舌倾导致的牙弓狭窄、后牙深覆盖，甚至锁拾的问题。

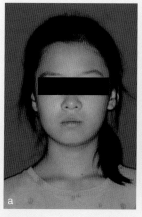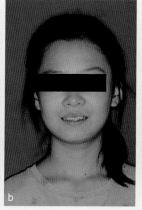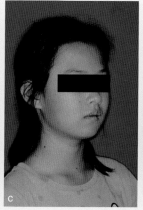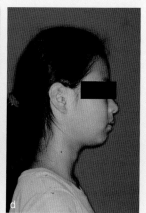

a　　　b　　　c　　　d

图14-1-9

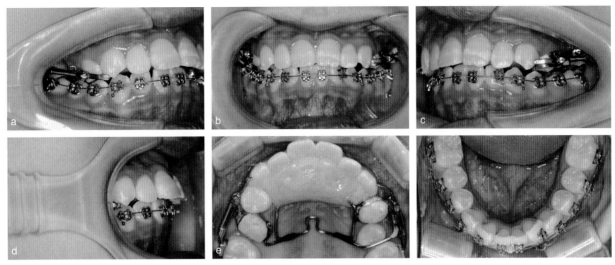

图14-1-10

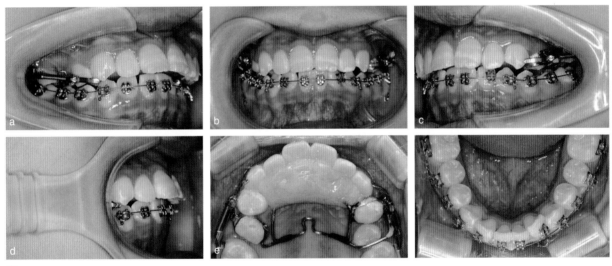

图14-1-11

矫治过程 -3

（2018-10-27）

常规拍摄患者面像（图14-1-12）及牙𬌗像（图14-1-13）。

磨牙推进器施力推磨牙向后3个月零6天，16、26顺利朝远中移动，每侧远移距离约3.5mm，达到预期矫治目标。小联合平导支抗固位稳定，25牙冠已经大部分萌出，颊面可以粘接正畸附件。

临床处置：拆除磨牙推进器，试第一磨牙带环，取模，制作16、26为基牙的大联合平导保持间隙装置并及时装配，粘上半口武氏直丝弓托槽，上颌牙列使用0.014英寸镍钛丝入槽排牙，右上使用分牙橡皮圈1个变2个拉第二前磨牙远中移动，左上第二前磨牙未完全萌出，先粘接舌侧扣，悬吊结扎。下颌牙列使用原镍钛丝，32入槽结扎。进入Ⅱ期固定矫治器治疗阶段（图14-1-14f~k）。

拍摄患者临床处置后的牙𬌗像（图14-1-14）。

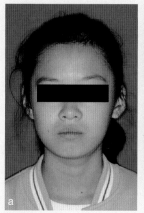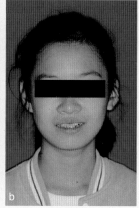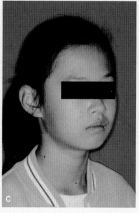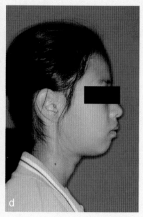

图14-1-12

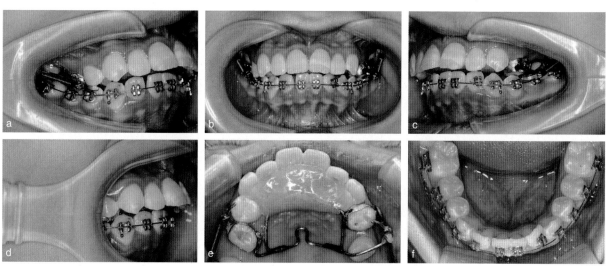

图14-1-13

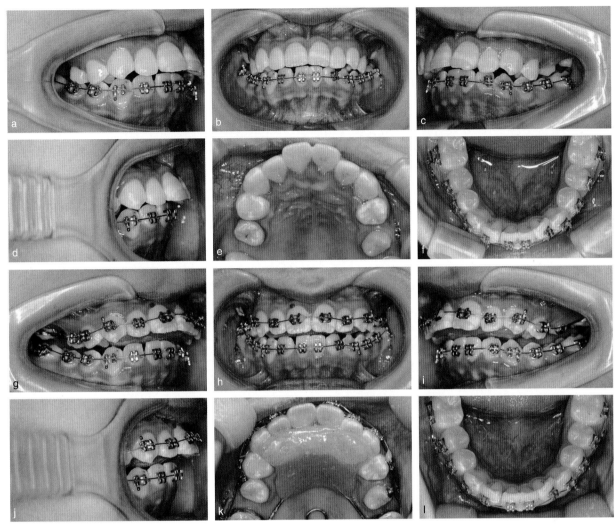

图14-1-14

矫治过程 -4

（2019-01-05）

　　复诊检查： Ⅱ期治疗2个月9天后复诊：前牙呈现咬合不到、轻度开𬌗状况。分析原因，可能是使用平导时间过长的副作用。后牙段扩展的间隙，利用TPA支抗，两侧磨牙带环颊面管经使用分牙橡皮圈1个变2个的弹性牵引力下，14、15及24、25已经逐渐朝远中移动，下颌牙列已经排齐，更换了0.016英寸澳丝平弓（图14-1-16a～c）。

　　复诊见，口内已经拆除了固定式平导，保留了TPA（图14-1-16d）。

　　临床处置：为了解决前牙的开𬌗状况，作者上颌牙弓使用了0.014英寸镍钛丝，前牙段配置了扁担弓，下颌牙列扎上银丝蛤蟆弓，11、21之间正中牵引钩至13托槽牵引钩至43托槽牵引钩至42龈端托槽翼处；11、21之间牵引钩至23托槽牵引钩至33托槽牵引钩至32龈端托槽翼处；13龈端对应扁担钩挂钩至45、46牵引钩；23龈端对应扁担弓挂钩处至35、36牵引钩挂5/16英寸橡皮圈实施轻力颌间弹力牵引。

　　拍摄患者临床处置后的面像（图14-1-15）及牙𬌗像（图14-1-16）。

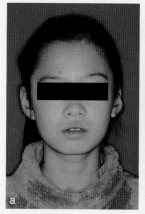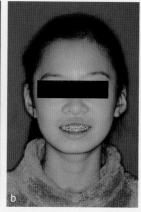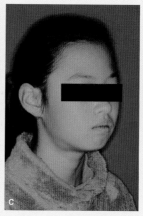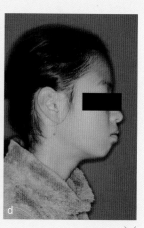

图14-1-15

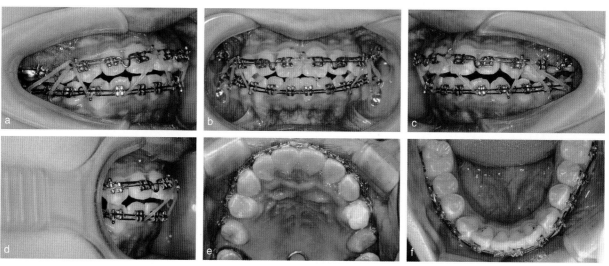

图14-1-16

矫治过程 -5

（2019-03-23）

复诊检查：Ⅱ期治疗5个月，经上处理前牙开𬌗问题获得解决，建立了前牙覆𬌗关系。

临床处置：上颌牙弓更换0.018英寸×0.025英寸不锈钢方丝在尖牙近中缘弯制的T形曲标准弓型，下颌使用标准蛤蟆弓调控垂直向关系，两侧方丝T形曲作为挂钩分别与下颌第一磨牙、第二前磨牙之间，挂3/16英寸橡皮圈实施Ⅱ类颌间牵引。

拍摄患者临床处置后的面像（图14-1-17）及牙𬌗像（图14-1-18）。

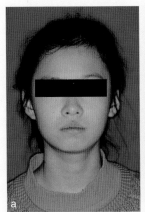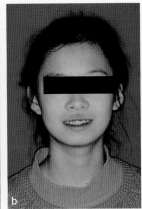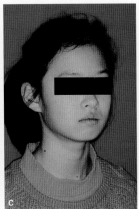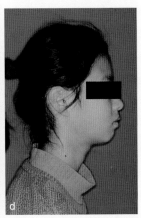

图14-1-17

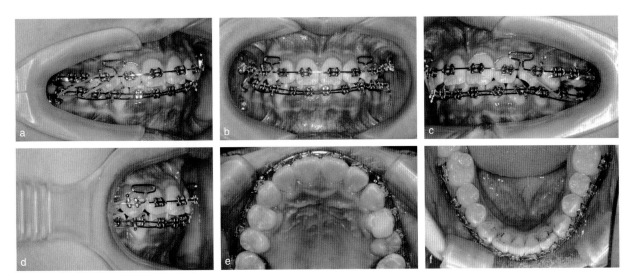

图14-1-18

矫治过程 -6

　　Ⅱ期治疗12个月，为了纠正上颌前牙的轴倾度，这次复诊使用了倒置结扎"梅花弓"实施负转矩移动、下颌继续使用蛤蟆弓技术控制前牙垂直向的覆𬌗关系。

　　拍摄患者临床处置后的面像（图14-1-19）及牙𬌗像（图14-1-20）。

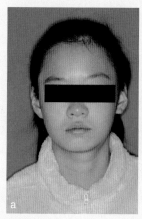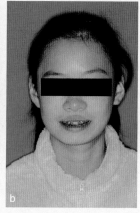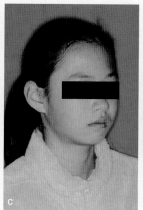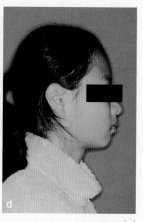

图14-1-19

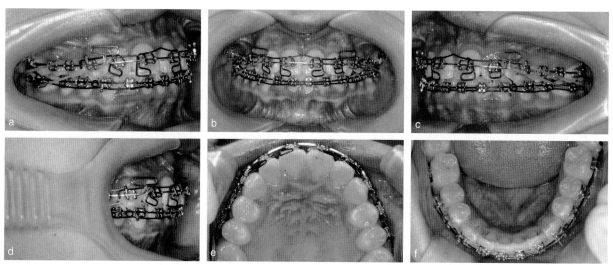

图14-1-20

矫治过程 –7

　　常规拍摄患者面像（图14-1-21）及牙𬌗像（图14-1-22）。

　　复诊检查：Ⅱ期治疗13个月，达到预期矫治目标，上下牙齿排列整齐，中线对齐，两侧尖牙、磨牙中性关系，前牙覆𬌗、覆盖正常。

　　临床处置：拆除固定矫治器，结束正畸治疗。

　　当天佩戴保持器，嘱有关注意事项。

　　拍摄患者矫治结束时的面像（图14-1-23）、牙𬌗像（图14-1-24）、X线头颅定位侧位片（图14-1-25）及口腔全景片（图14-1-26）。

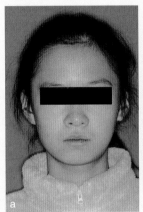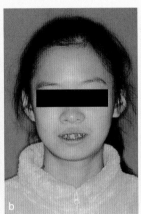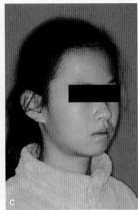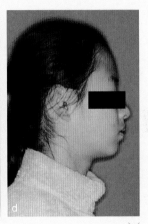

图14-1-21

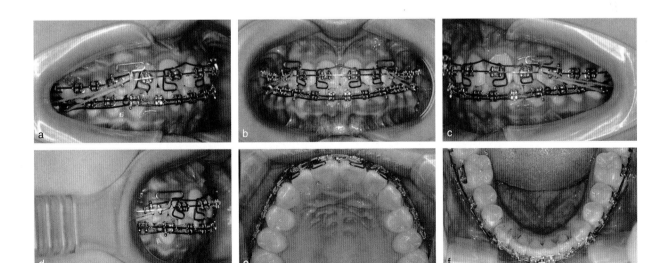

图14-1-22

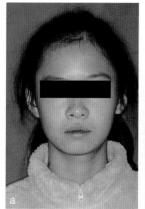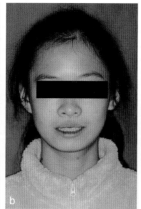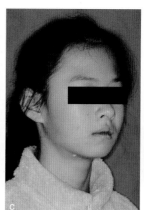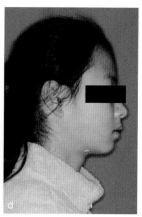

图14-1-23

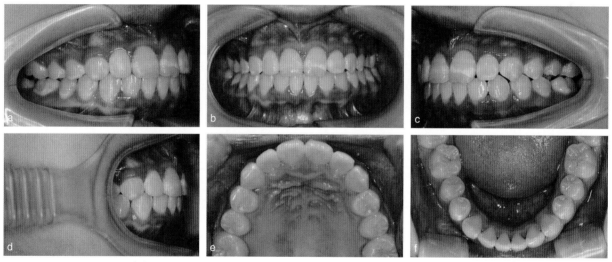

图14-1-24

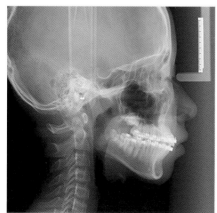

图14-1-25

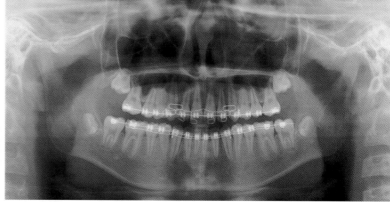

图14-1-26

矫治过程 -8

患者1年后复诊，常规拍摄患者面像（图14-1-27）及牙殆像（图14-1-28）。

拍摄X线头颅定位侧位片（图14-1-29）及口腔全景片（图14-1-30）。

头影测量数据如图14-1-31所示。

矫治前后X线头影重叠图如图14-1-32所示。

患者佩戴压膜透明保持器状况如图14-1-33所示。

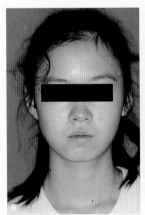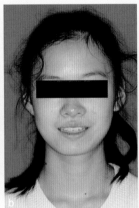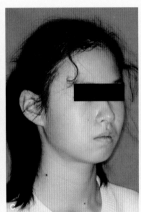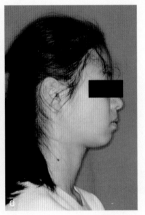

图14-1-27

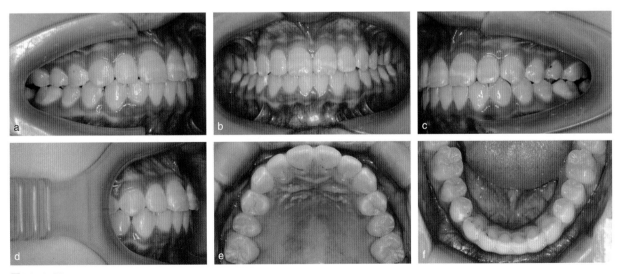

图14-1-28

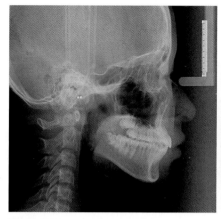

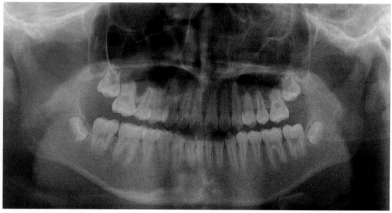

图14-1-29

图14-1-30

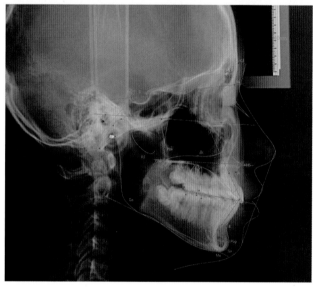

图14-1-31

分析方法	测量值	参考值	评测结果
骨性			
SNA	84.5	83.0°（±4.0）	上颌相对颅底位置正常
SNB	80.2	80.0°（±4.0）	下颌相对颅底位置正常
ANB	4.3	3.0°（±2.0）	骨性Ⅰ类
MP-SN	32.0	30.0°（±6.0）	下颌平面陡度（SN）正常
FMA（MP-FH）	21.4*	26.8°（±3.0）	下颌平面偏平，低角倾向
GoGn-SN	30.8	32.0°（±4.0）	下颌平面角正常
牙性			
U1-SN	108.3	106.0°（±6.0）	上颌中切牙到SN平面夹角正常
L1-MP（deg）	100.6°	93.9°（±6.2）	下颌中切牙唇倾（MP）
U1-L1	119.0	124.0°（±8.0）	上下颌中切牙夹角正常
Wits			
Wits	-0.3***	-2.2mm（±0.3）	骨性Ⅱ类倾向
软组织			
LL-EP	3.8	2.0mm（±2.0）	下唇到EP线距离正常
UL-EP	0.4	1.0mm（±2.0）	上唇到EP线距离正常

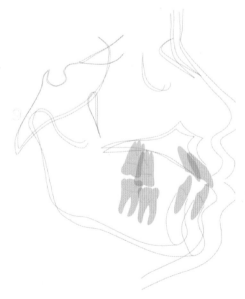

图14-1-32

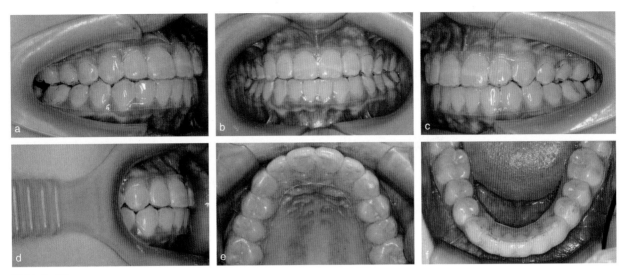

图14-1-33

矫治结束1年后复查

矫治结果稳定，上下牙列排列整齐，中线对齐，两侧尖牙、磨牙中性关系，前牙覆𬌗、覆盖正常。

上下颌佩戴压膜保持器遵从医嘱，依从性好。口腔卫生状况良好。

X线头颅定位侧位片及口腔全景片显示矫治结束1年后的牙列状况。

矫治体会

（1）这个病例抓住了生长发育的良好时机进行推磨牙向后的矫治治疗（上颌第二磨牙没有萌出）上颌装配磨牙推进器矫治的同时，下颌装配了固定矫治器排齐牙列。

（2）推后使用了小联合平导装置，根据患者牙列萌出特点做出适宜的改良制作与应用，方框支架的创新设计，解决了上颌左侧因第二前磨牙萌出高度不足，无法作为支抗装置基牙问题，同时理顺了磨牙推进器的结扎丝回拉压缩弹簧支撑点问题。小联合平导即可作为推后的正畸支抗，抵消推磨牙向后的反作用力，又可垫开咬合，减少推磨牙远移的阻力。

（3）在Ⅱ期固定矫治器治疗阶段使用了扁担弓加强上颌前牙支抗，通过与Ⅱ类颌间牵引控制上颌前牙的唇展。对于前牙覆𬌗的问题适时使用了蛤蟆弓技术进行垂直向的调控。为了纠正上颌前牙的轴倾度，矫治后期使用了倒置结扎"梅花弓"实施负转矩移动的矫治手段，取得良好的矫治效果。

赠阅第14章案例2
请扫码浏览

15

横腭杆连接粗丝唇弓支架矫治替牙期反𬌗正畸临床案例

A CASE OF CROSSBAR
CONNECTION WITH THICK
WIRE LIP ARCH BRACKET FOR
CORRECTION OF REVERSE JAW
DURING MIXED DENTITION
PERIOD

📋 案例

患者，男，初诊年龄11岁。

主诉：右上前牙反咬合（地包天），要求矫治。

检查：颜面部左右基本对称。微笑时，上唇笑线偏斜，左高右低，见右侧上前牙处唇部口轮匝肌较凹陷；口腔卫生情况较差，菌斑多，口内多颗乳牙未替换，上颌牙列拥挤，53唇侧位致使上颌11、12舌侧错位，反咬在下颌41、42及83舌侧中1/2处，唇侧牙槽骨凹陷，丰满度不足，双侧磨牙呈中性关系。

诊断：①安氏Ⅰ类错𬌗。②替牙期反𬌗（11-12/41-42-83）。③牙列拥挤。④骨性Ⅰ类偏高角。

治疗目标：解除11-12/41-42-83反𬌗，排齐牙列。

矫治设计：个性化设计自制横腭杆连接唇弓支架矫治替牙期前牙反𬌗，首先拔除右上乳尖牙53，提供上颌舌侧错位切牙唇展必要空间，两侧后牙设置𬌗垫打开前牙反𬌗锁结，利用粗丝唇弓挂橡皮链引导11、12唇向移动，矫治反𬌗。

正畸思路：该患者系替牙期个别牙反𬌗，上颌11、12舌侧错位，与对颌41-42及83舌侧中1/2处构成反𬌗关系，反咬合深，反覆𬌗Ⅱ°，致使右侧前牙区牙槽骨及上颌骨凹陷，影响咀嚼功能及面容美观。

患者要求矫治11-12的反𬌗情况，首先需要打开前牙的咬合，又因患者的85、75有不同程度的龋坏，且X线片见牙根有明显吸收情况，已接近替换阶段，如果下颌后牙𬌗面设置𬌗垫有可能会影响乳恒牙替换，而14萌出高度不足，也不适合粘接托槽。

因此，考虑到患者替牙期的这个特点。创新设计了横腭杆连接唇弓支架，利用横腭杆的末端钢丝沿后牙𬌗面弯折，作为自凝塑料𬌗垫的支架，将后牙𬌗垫巧妙设置在上颌牙弓装置上较好地解决了这个问题。

具体操作：上颌装配横腭杆连接唇弓支架。11、12牙冠唇面粘接陶瓷托槽，使用0.018英寸澳丝节段弓丝纳入托槽结扎，做片段弓，挂橡皮链至横腭杆连接唇弓支架小圈曲上。

常规拍摄患者面像（图15-1）、牙𬌗像（图15-2）、X线头颅定位侧位片（图15-3）及口腔全景片（图15-4）。

矫治前X线头影测量数据如图15-5所示。

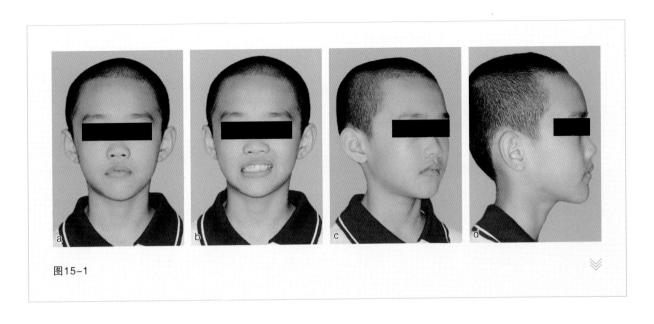

图15-1

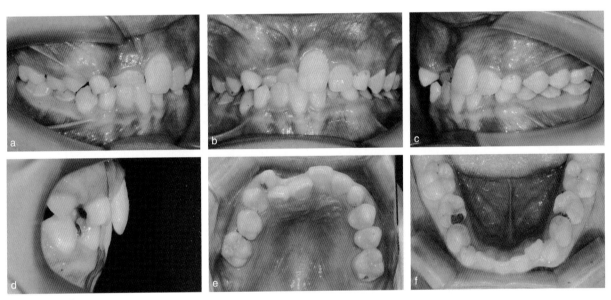

图15-2

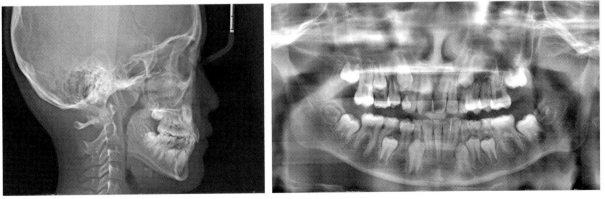

图15-3　　　　　　　　　　　　图15-4

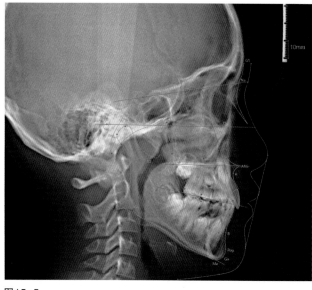

分析方法	测量值	参考值	评测结果
骨性			
SNA	78.0°	83.0°（±4.0）	上颌后缩
SNB	76.5	80.0°（±4.0）	下颌相对颅底位置正常
ANB	1.5	3.0°（±2.0）	骨性 I 类
MP–SN	36.4°	30.0°（±6.0）	下颌平面偏陡，高角倾向
FMA（MP–FH）	27.1	26.8°（±3.0）	下颌平面陡度正常
GoGn–SN	34.5	32.0°（±4.0）	下颌平面角正常
牙性			
U1–SN	99.4°	106.0°（±6.0）	上颌中切牙直立或舌倾（SN）
L1–MP（deg）	86.7°	93.9°（±6.2）	下颌中切牙直立或舌倾（MP）
U1–L1	137.6°	124.0°（±8.0）	上下颌中切牙夹角偏大
Wits			
Wits	−2.8°	−2.2mm（±0.3）	骨性 III 类倾向
软组织			
LL–EP	−0.6°	2.0mm（±2.0）	下唇后缩（EP）
UL–EP	0.4	1.0mm（±2.0）	上唇到EP线距离正常

图15-5

矫治过程 -1

（2021-07-28）

横腭杆连接粗丝唇弓支架制作图片（图15-6）。

临床操作要点：上颌装配横腭杆连接唇弓支架装置，11、12唇侧粘接陶瓷托槽，纳入0.018英寸澳丝结扎固定，在11-12托槽间正畸弓丝与横腭杆连接唇弓支架之间挂橡皮链实施弹力牵引（图15-7）。

横腭杆连接唇弓制作工艺步骤：采用直径1.0mm不锈钢丝，在石膏牙模16、26磨牙带环颊面粗圆管近中弯制U形曲，11-21唇侧处弯制小圈曲（用于挂橡皮链），横腭杆的末端钢丝沿上颌两侧后牙殆面中央弯折，作为自凝塑料殆垫的支架自凝塑料粘接做固定式殆垫。

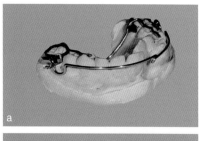
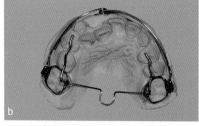
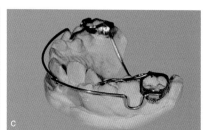
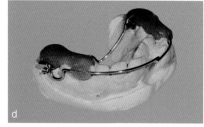
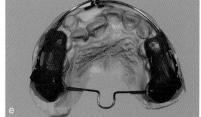
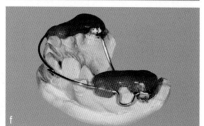

图15-6

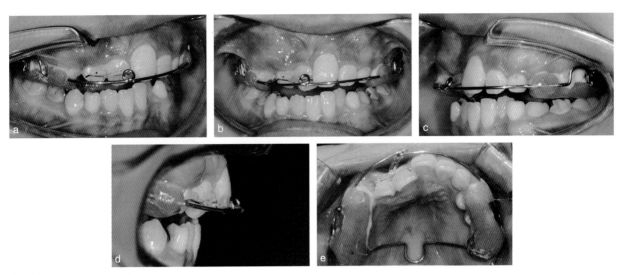

图15-7

矫治过程 -2

（2021-08-28）

　　临床处置：患者间隔4周复诊时，检查见11、12已经朝唇侧移动。反𬌗状况已纠正，原本凹陷的前牙区牙槽骨已经稍稍隆起（图15-8）。

　　临床处置：调磨上颌两侧后牙段的自凝塑料𬌗垫，降低其高度约1mm。使前牙咬合不要过度升高。

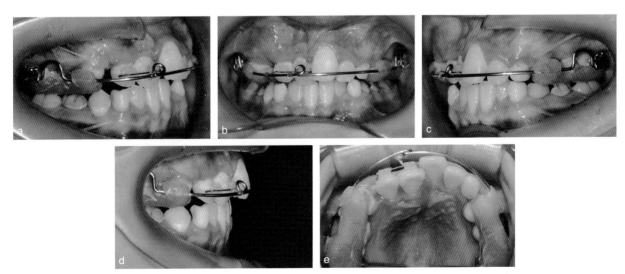

图15-8

矫治过程 -3

（2021-10-05）

复诊检查：见11、12反𬌗已解除，前牙呈现浅覆𬌗，但右上唇侧牙槽骨与对侧相比，仍欠少许，且门牙高度不一致。去除11、12片段弓正畸弓丝，使用橡皮链挂住托槽翼沟直接与横腭杆连接唇弓支架装置结扎实施弹力牵引。

拍摄患者临床处置后的面像（图15-9）及牙𬌗像（图15-10）。

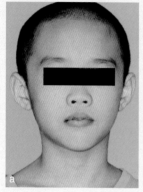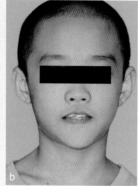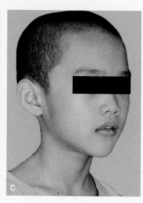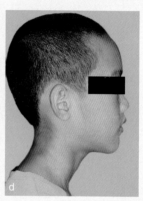

图15-9

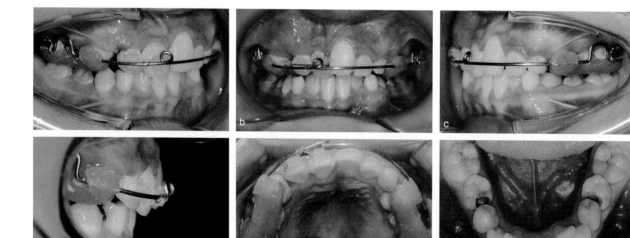

图15-10

矫治过程 -4

（2022-01-11）

复诊检查：覆𬌗、覆盖已在正常范围之内达到预期矫治目标。

临床处置：去除口内横腭杆连接唇弓固定矫治装置。上颌21-22粘接陶瓷托槽，使用0.017英寸×0.025英寸不锈钢方丝纳入4个切牙托槽槽沟结扎，利用片段弓技术，排齐、整平牙弓，进入口内固定保持阶段。

拍摄患者临床处置后的牙𬌗像（图15-11）。

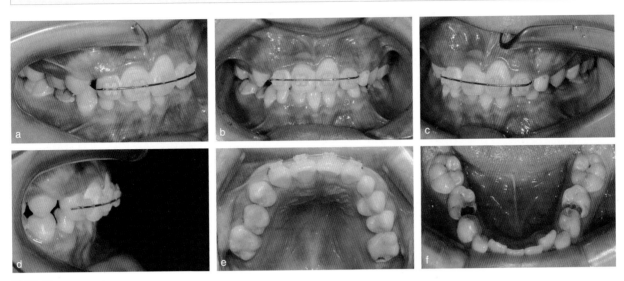

图15-11

矫治过程-5

（2022-07-10）

前牙矫治情况改善良好，去除口内片段弓矫治器，拆除附件。建议定期口腔检查，待适合时机再进行二期矫治。

拍摄患者面像（图15-12）、牙𬌗像（图15-13）、X线头颅定位侧位片（图15-14）及口腔全景片（图15-15）。

矫治前X线头影测量数据如图15-16所示。

矫治前后X线头影重叠图如图15-17所示。

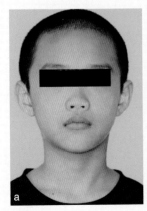
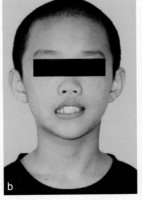
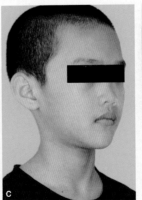
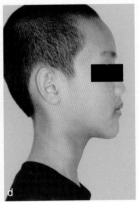

图15-12

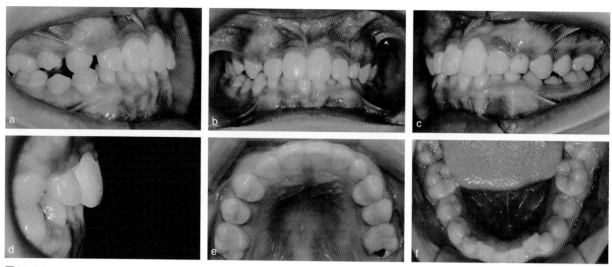

图15-13

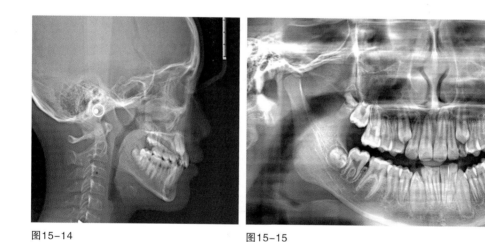

图15-14 图15-15

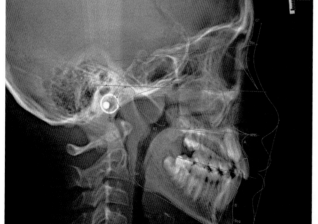

图15-16

分析方法	测量值	参考值	评测结果
骨性			
SNA	79.5	83.0°（±4.0）	上颌相对颅底位置正常
SNB	77.8	80.0°（±4.0）	下颌相对颅底位置正常
ANB	1.8	3.0°（±2.0）	骨性Ⅰ类
MP-SN	34.8	30.0°（±6.0）	下颌平面陡度（SN）正常
FMA（MP-FH）	26.2	26.8°（±3.0）	下颌平面陡度正常
GoGn-SN	34.1	32.0°（±4.0）	下颌平面角正常
牙性			
U1-SN	99.2*	106.0°（±6.0）	上颌中切牙直立或舌倾（SN）
L1-MP（deg）	86.0*	93.9°（±6.2）	下颌中切牙直立或舌倾（MP）
U1-L1	139.9*	124.0°（±8.0）	上下颌中切牙夹角偏大
Wits			
Wits	-3.6***	-2.2mm（±0.3）	骨性Ⅲ类倾向
软组织			
LL-EP	1.1	2.0mm（±2.0）	下唇到EP线距离正常
UL-EP	1.2	1.0mm（±2.0）	上唇到EP线距离正常

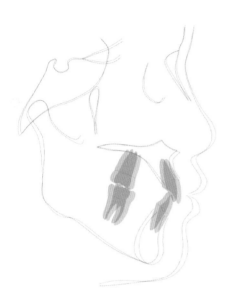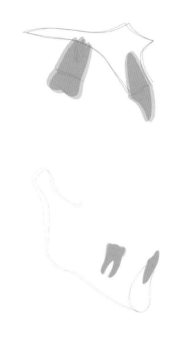

图15-17

矫治体会

该患者系替牙期儿童，上颌前牙11、12舌侧错位与对颌牙齿构成前牙段反𬌗，从而致使上颌相对应唇侧牙槽骨的丰满度欠缺。

因此，相较于解决11、12反𬌗的问题而言，如何在矫治过程中使患儿上颌唇侧牙槽骨受到功能刺激而正常发育则是整个矫治过程中需要考虑的重点。

作者创新设计了一种横腭杆连接唇弓支架装置，即采用直径1.0mm不锈钢丝，在上颌两侧第一磨牙颊面管近中弯制U形曲，11、21相对应唇侧处钢丝上弯制小圈曲（用于挂橡皮链）；另用一根直径1.0mm不锈钢丝弯制横腭杆（TPA），其游离端钢丝折弯至磨牙𬌗方颊舌径1/2处，再向前折弯至近中第一乳磨牙近中缘，作为自凝塑料𬌗垫的固位支架。

自凝塑料作为后牙段固定式𬌗垫，可以有效打

开前牙反𬌗锁结关系，同时也起到辅助咀嚼功能，解决患者在矫治过程中的吃饭问题。

11、12牙冠唇面粘接托槽、纳入正畸弓丝装配片段弓后，组合成一个相对比较大一点的牙齿单位，显然该组牙齿支抗值增加，抗倾斜力增强，与固定式粗丝唇弓通过橡皮链连接成一个矫治单元，在正畸牵引力作用下引导原本舌倾的11、12牙冠逐渐向唇侧移动。

在上颌舌侧错位牙齿实施正畸力唇向移动过程中，同时刺激该处牙槽骨及上颌骨的发育。

值得注意的是，在矫治前牙反𬌗的过程中，正畸牵引力要适度，要把握好11、21的控根移动，避免其唇向移动过程中，出现11-21牙冠过度唇倾的情况。

后期该患者采用了不锈钢方丝纳入片段弓托槽排齐牙列，有助于调整上颌前牙的轴倾度。

16

舌栅栏矫治替牙期开𬌗畸形正畸临床案例

CORRECTION FOR OPEN
JAW DEFORMITY WITH TONGUE
FANCE APPLIANCE DURING MIXED
DENTITION PERIOD

　　患者，女，6岁，替牙早期，4颗第一磨牙已经萌出。上颌11、21及下颌31、32、41、42萌出，上下前牙唇倾伴有散在间隙，呈现双牙弓前突，11、21之间间隙约2.5mm。上下前牙切缘无咬合接触，开𬌗隙1~1.5mm，下颌双唇均超越在审美平面，前牙开𬌗畸形案例，有不良吐舌习惯。无家族遗传史。X线头颅定位侧位片显示无腺样体肥大。

　　针对病史结合临床检查。该患者的开𬌗畸形主要由吐舌不良习惯造成。依据儿童早期矫治特点，我们设计了破除吐舌不良习惯矫治器和舌栅栏矫治器。

　　常规拍摄患者面像（图16-1），牙𬌗像（图16-2）、X线头颅定位侧位片（图16-3）及口腔全景片（图16-4）。

　　矫治前X线头影测量数据如图16-5所示。

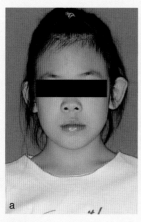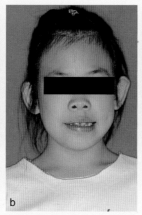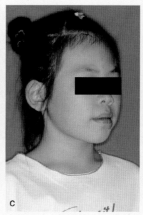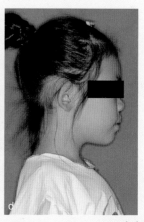

图16-1

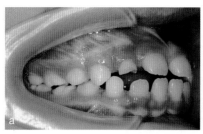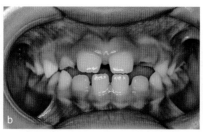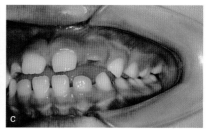

图16-2

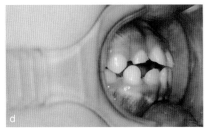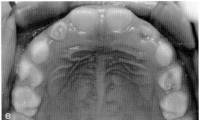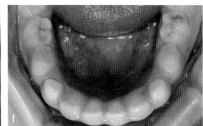

图16-2（续）

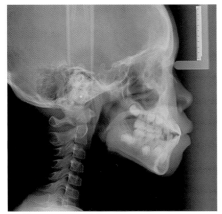

图16-3

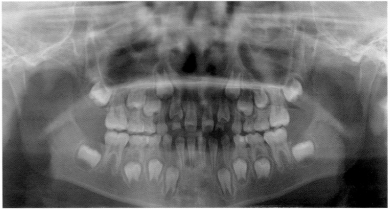

图16-4

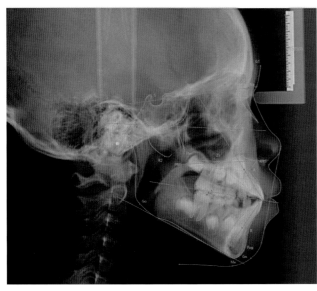

图16-5

分析方法	测量值	参考值	评测结果
骨性			
SNA	85.0	83.0°（±4.0）	上颌相对颅底位置正常
SNB	82.7	80.0°（±4.0）	下颌相对颅底位置正常
ANB	2.3	3.0°（±2.0）	骨性Ⅰ类
MP-SN	34.7	30.0°（±6.0）	下颌平面陡度（SN）正常
FMA（MP-FH）	24.6	26.8°（±3.0）	下颌平面陡度正常
GoGn-SN	33.1	32.0°（±4.0）	下颌平面角正常
牙性			
U1-SN	115.1°	106.0°（±6.0）	上颌中切牙唇倾（SN）
L1-MP（deg）	97.6	93.9°（±6.2）	下颌中切牙与下颌平面夹角正常
U1-L1	112.5°	124.0°（±8.0）	上下颌中切牙夹角偏小
Wits			
Wits	-4.1***	-2.2mm（±0.3）	骨性Ⅲ类倾向
软组织			
LL-EP	6.3**	2.0mm（±2.0）	下唇前突（EP）
UL-EP	4.8*	1.0mm（±2.0）	上唇前突（EP）

矫治过程 −1

该患者上颌牙弓装配舌栅栏矫治器，破除不良吐舌习惯。

拍摄患者临床处置后的面像（图16−6）及牙殆像（图16−7）。

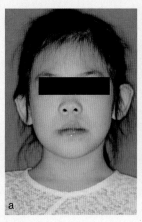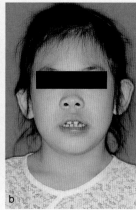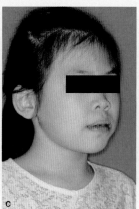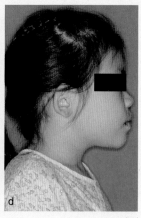

图16−6

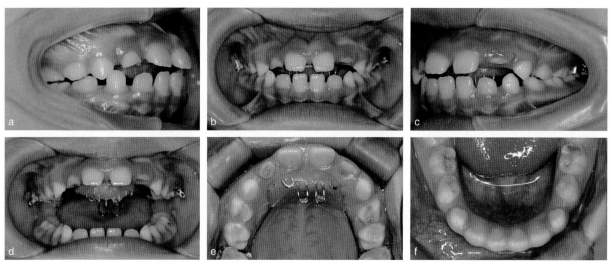

图16−7

矫治过程 –2

　　矫治1个月后复诊检查，见患者装配栅栏曲破除吐舌习惯已见成效，前牙开𬌗获得矫正，上下前牙建立了浅覆𬌗、浅覆盖关系。

　　常规拍摄患者面像（图16-8）及牙𬌗像（图16-9）。

　　拍摄患者装配栅栏曲张口位牙𬌗像照片（图16-10）。

　　拍摄X线头颅定位侧位片（图16-11）及口腔全景片（图16-12）。

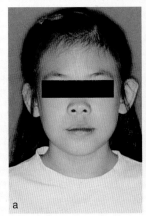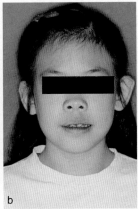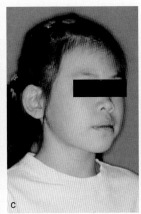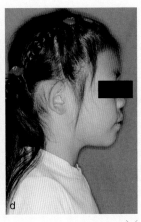

图16-8

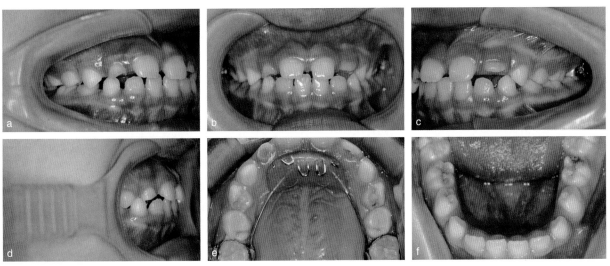

图16-9

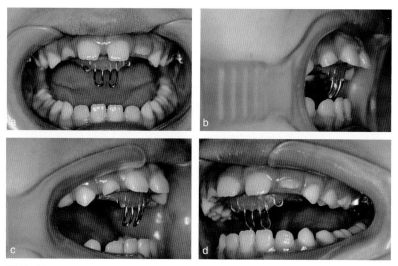

图16-10

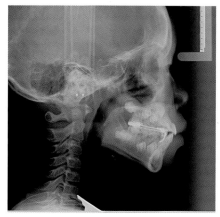

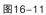

图16-11

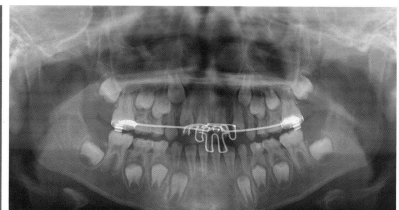

图16-12

矫治过程 -3

（2021-12-19）

　　矫治2个月后复诊检查，患者前牙开𬌗获得矫正，上下前牙建立了正常覆𬌗、覆盖关系。口内舌栅栏曲装置固位稳定。患者饮食、咀嚼功能、发音状况均可。口腔卫生良好。

　　常规拍摄患者面像（图16-13）及牙𬌗像（图16-14）。

　　拍摄X线头颅定位侧位片（图16-15）及口腔全景片（图16-16）。

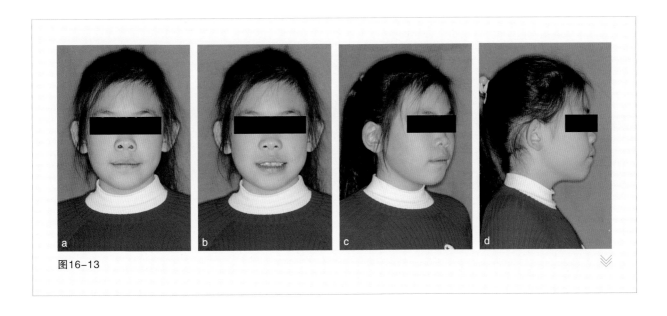

图16-13

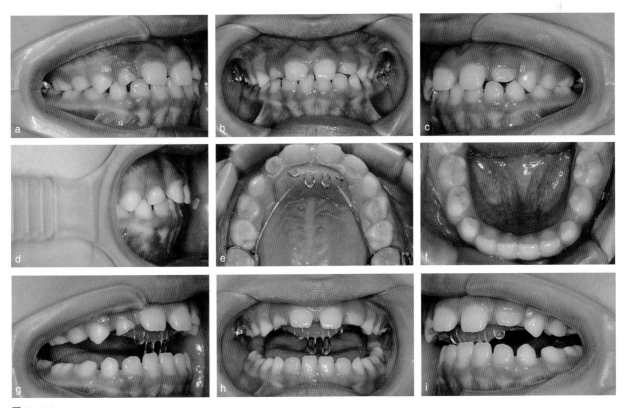

图16-14

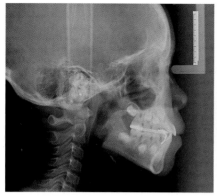

图16-15

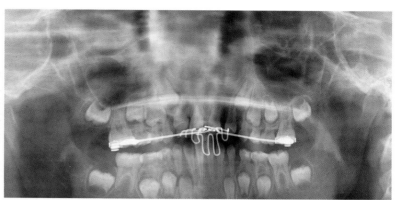

图16-16

矫治过程 -4

（2022-02-11）

复诊检查及临床处置：矫治5个月后复诊检查，口内舌栅栏曲装置松动前来医院复查，固位稳重新粘接固定式舌栅栏阻断性矫治器。

拍摄患者临床处置后的面像（图16-17）、牙殆像（图16-18）及舌栅栏装置照片（图16-19）。

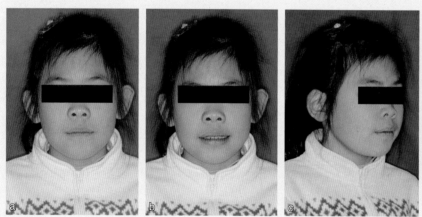

图16-17

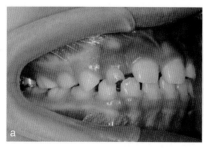
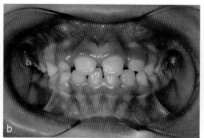
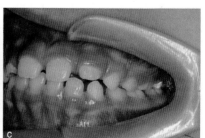

图16-18

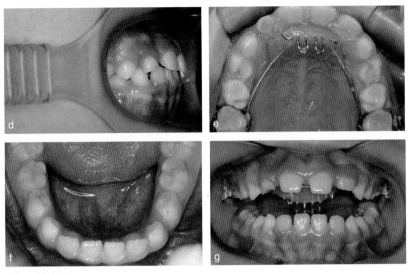

图16-18（续）

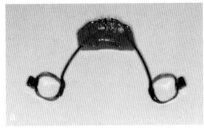

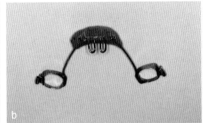

图16-19

矫治过程 -5

（2022-10-16）

　　复诊检查及临床处置：口内舌栅栏曲装置松动脱落前来医院复查，我们重新设计并装配了上颌腭珠装置，继续维持良好舌习惯，同时增加了趣味性。

　　拍摄患者临床处置后的面像（图16-20）及牙𬌗像（图16-21）。

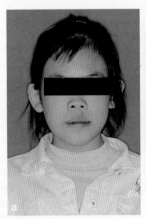
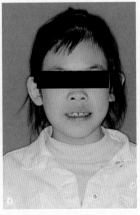
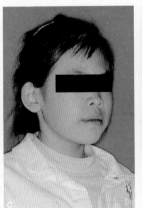
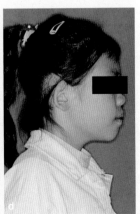

图16-20

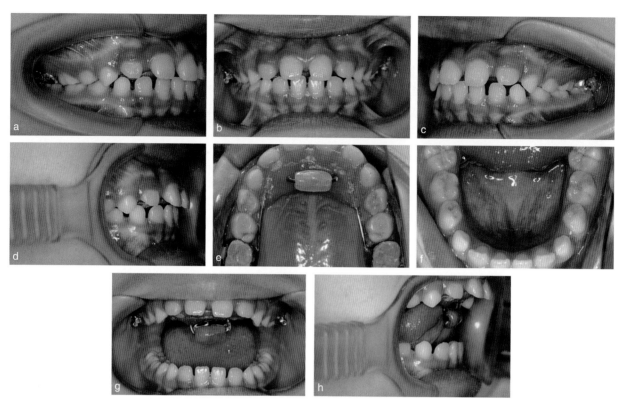

图16-21

矫治过程 -6

（2023-02-04）

　　常规拍摄患者面像（图16-22）及牙殆像（图16-23）。

　　复诊检查：患者无不适反应。装配腭珠后，前牙覆殆较"矫治过程-5"加深，可破除吐舌习惯，纠正前牙开殆畸形的效果。

　　拍摄X线头颅定位侧位片（图16-24）及口腔全景片（图16-25）。

　　X线头影测量数据如图16-26所示。

　　矫治前后X线头影重叠图如图16-27所示。

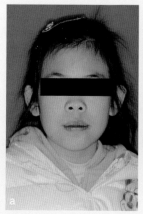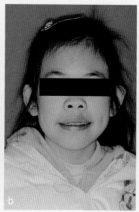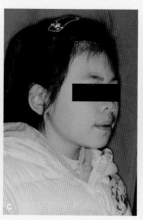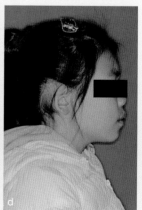

图16-22

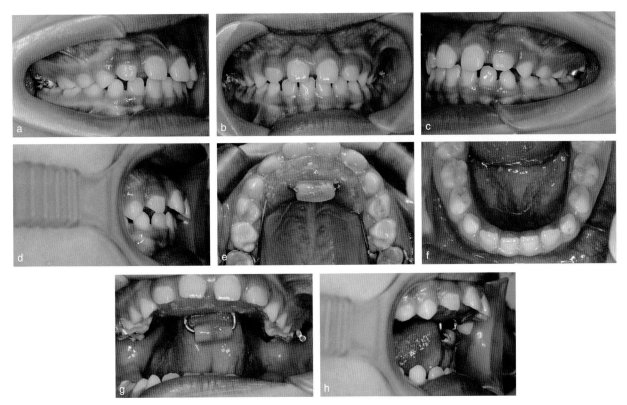

图16-23

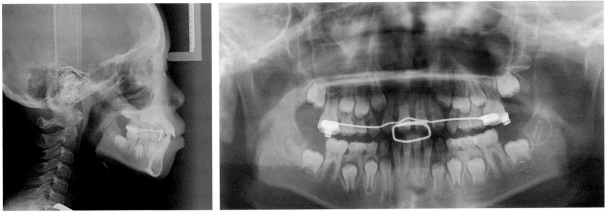

图16-24　　　　　图16-25

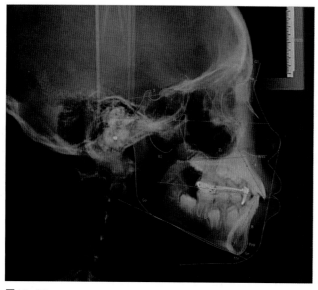

分析方法	测量值	参考值	评测结果
骨性			
SNA	85.4	83.0°（±4.0）	上颌相对颅底位置正常
SNB	82.7	80.0°（±4.0）	下颌相对颅底位置正常
ANB	2.7	3.0°（±2.0）	骨性 I 类
MP-SN	32.1	30.0°（±6.0）	下颌平面陡度（SN）正常
FMA（MP-FH）	22.2*	26.8°（±3.0）	下颌平面偏平，低角倾向
GoGn-SN	32.2	32.0°（±4.0）	下颌平面角正常
牙性			
U1-SN	111.6	106.0°（±6.0）	上颌中切牙到SN平面夹角正常
L1-MP（deg）	92.8	93.9°（±6.2）	下颌中切牙与下颌平面夹角正常
U1-L1	123.5	124.0°（±8.0）	上下颌中切牙夹角正常
Wits			
Wits	-3.2***	-2.2mm（±0.3）	骨性 Ⅲ 类倾向
软组织			
LL-EP	8.1***	2.0mm（±2.0）	下唇前突（EP）
UL-EP	5.3**	1.0mm（±2.0）	上唇前突（EP）

图16-26

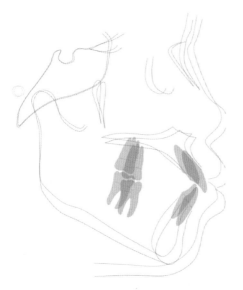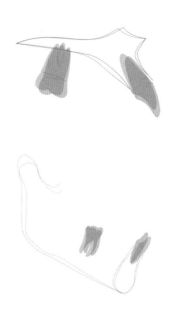

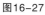
图16-27

矫治体会

该患者的前牙开𬌗畸形经询问病史、临床检查、综合分析和判断主要是由于患者不良吐舌习惯造成上下前牙唇倾、双牙弓前突、开𬌗畸形，上下前牙由于不良习惯、舌头肌肉不断向前的推挤，慢慢发生牙齿唇倾，牙列出现散在间隙。

儿童早期矫治，破除不良习惯，采用有针对性的、简单有效的矫治装置是非常重要的，因为替牙早期，不适合用复杂矫治装置。

我们前期选择使用了简单的上颌固定式舌栅栏矫治器，破除该患者的不良吐舌习惯，后期改良为腭珠装置，进一步巩固舌习惯，获得良好的矫治效果。对于该患者的双牙弓前突，由于舌栅栏矫治器限制了口内过强舌肌的活动，换言之唇肌的封闭作用加强，通过口腔内外肌肉力量的重新分配和平衡调整，前突的牙弓也慢慢收回来了，上下前牙建立了覆𬌗、覆盖关系，尤其下颌前牙散在的间隙通过唇肌的封闭作用已经获得一定程度的关闭和排齐。

REFERENCES

参考文献

[1] 武广增, 沈真祥. 实用口腔正畸矫治方法与技巧[M]. 北京: 清华大学出版社, 2004.

[2] 武广增. 实用口腔正畸临床应用技术图谱[M]. 北京: 清华大学出版社, 2006.

[3] 武广增. 临床正畸拓展牙弓方法与技巧[M]. 北京: 清华大学出版社, 2008.

[4] 付民魁. 口腔正畸专科教程[M]. 北京: 人民卫生出版社, 2007.

[5] 武广增. 实用磨牙推进器矫治技术图谱[M]. 沈阳: 辽宁科学技术出版社, 2022.

[6] 武广增. 实用正畸弓丝临床应用图谱[M]. 沈阳: 辽宁科学技术出版社, 2023.

[7] 武广增. 口腔正畸思路与临床操作技巧[M]. 北京: 科学技术文献出版社, 2010.

[8] 赵志河. 口腔正畸学[M]. 7版. 北京: 人民卫生出版社, 2020.

[9] 曾祥龙. 现代口腔正畸学诊疗手册[M]. 北京: 北京医科大学出版社, 2000.

[10] 段银钟. 口腔正畸临床技术大全[M]. 北京: 人民军医出版社, 2003.

[11] 黄华. 儿童咬合诱导–思维与实践[M]. 成都: 四川科学技术出版社, 2019.

[12] 马蒂·T·考伯尼（Martyn T. Cobourne）. 正畸临床病例解析[M]. 赵志河, 主译. 沈阳: 辽宁科学技术出版社, 2013.

[13] 武广增. 口腔正畸特色技术临床思维[M]. 北京: 清华大学出版社, 2020.

[14] 武广增. 实用口腔正畸临床技术图谱[M]. 沈阳: 辽宁科学技术出版社, 2015.

[15] 武广增. 正畸临床矫治细节[M]. 沈阳: 辽宁科学技术出版社, 2011.

[16] 武广增. 实用正畸弓丝弯制技术图谱[M]. 2版. 沈阳: 辽宁科学技术出版社, 2020.

[17] 彭友俭. 口腔正畸早期治疗学[M]. 武汉: 湖北科学技术出版社, 2001.

[18] 詹淑仪. 口腔活动矫治器的应用[M]. 北京: 人民卫生出版社, 1991.